Michèle Claurier

LIONEL CLERGEAUD

AUTO-OSTÉOPATHIE

Soulagez vous-même
Vos DOULEURS

RECTO
Editions VERSEAU

Editions Recto-Verseau
Case postale 12 - 1680 Romont (Suisse)

Photographie et dessins de l'Auteur

Quatrième édition : 1998

ISBN : 3-88343-077-2

Table des Matières

1 LES ORIGINES DE L'OSTÉOPATHIE

L'homme d'aujourd'hui n'a, osons le dire, rien inventé. Il s'est contenté de remettre au goût du jour des techniques ayant fait, en leur temps, les preuves de leur efficacité.

Il nous faut sans cesse du nouveau ou du renouveau et, après une période plus ou moins longue de sommeil, certaines méthodes thérapeutiques ressortent de l'ombre pour être considérées comme panacée miracle contre une foule de maux.

Il en fut de l'ostéopathie comme du reste.

Still, son fondateur, n'a fait que redécouvrir, en les améliorant, d'antiques manipulations.

L'origine, disons de la médecine manuelle, remonte à la formation des premiers groupements humains, lorsque d'une manière fort empirique, il fallait soulager autant que possible les douleurs articulaires, entorses et luxations des chasseurs, guerriers ou de tout autre individu.

Les premières traces écrites d'une médecine vertébrale couramment pratiquée proviennent de l'époque pharaonique grâce au papyrus de Smith, copie d'un texte datant de 3000 av. J.-C. D'une grande valeur historique, il nous démontre la parfaite connaissance du système osseux qu'avaient les médecins de l'Egypte ancienne.

Dès cette époque étaient traités avec beaucoup de succès les fractures du crâne, les entorses, les fractures et les luxations.

La vertébrothérapie, pour employer un autre mot "moderne" n'était pas seulement connue des Egyptiens.

Les Chinois, peuple très avancé, pratiquaient également les manipulations comme l'attestent des textes âgés de 3500 ans.

Les premiers textes complets et précis quant aux descriptions des manipulations datent des premiers siècles av. J.-C. Hippocrate (450 av. J.-C.) décrit entre autres des manipulations très proches de celles aujourd'hui pratiquées par ostéopathes, chiropracteurs, étiopathes et vertébrothérapeutes.

Plus près de nous, Galien (médecin grec : 131 - 201) et Avicenne (médecin iranien : 980 - 1037) pratiquaient quotidiennement les manipulations vertébrales pour soigner de nombreux maux.

En Europe, et jusqu'à la mise en place de l'Emprire romain d'Occident, les médecins pratiquaient outre la médecine : la chirurgie et les manipulations. A partir du XIIIème siècle, médecins et chirurgiens formèrent deux castes bien distinctes. Les seconds fort méprisés d'ailleurs, des premiers. Puis les chirurgiens disparurent et les barbiers prirent leur place.

Ainsi pendant des siècles héritèrent-ils de toutes les opérations à pratiquer... et des manipulations.

La médecine manipulative alors réduite à la simple application de manipulations héritées d'Hippocrate perdit toute considération aux yeux du corps médical. Les barbiers eux-mêmes finirent par ne plus les utiliser.

Seuls quelques empiriques, les rebouteux, furent les chaînons entre la médecine manipulative ancestrale et tous ceux qui depuis plusieurs années ont permis à l'ostéopathie et toutes les autres techniques de voir le jour.

Les manipulations, de toute façon, ne pouvaient totalement disparaître et, si les rebouteux manipulaient sans réellement comprendre la finalité de leurs gestes, ils soulageaient et réduisaient de très nombreuses luxations pour la plus grande satisfaction de leurs patients.

La médecine manuelle ne réapparut qu'au XIXème siècle en Suède avec Ling qui, sous le nom de "gymnastique suédoise", remit à l'honneur le traitement mécanique des algies.

Suivi par Riadore en Angleterre et Martin de Lyon en France, la médecine manipulative ne retrouvera son aura originelle qu'avec Still (fondateur de l'ostéopathie : 1830 - 1917) et Palmer (fondateur de la chiropractie : 1845 - 1913).

2 LA NAISSANCE DE L'OSTÉOPATHIE

Fils d'un pasteur, également médecin et pionnier, le docteur Andrew Taylor Still naquit en 1830 et mena toute son enfance la vie très rude des immigrés de l'Ouest américain.

Il y développa, au contact de la nature, des facultés d'observation inhabituelles. Il eut la chance de constater, alors qu'il n'avait que dix ans, un fait de grande importance pour sa santé et qui décida en partie de sa carrière future. Atteint de migraines extrêmement douloureuses, le jeune Still avait pris l'habitude de tendre entre deux arbres une double ficelle passant de chaque côté des troncs. Il installait une couverture sur ces deux ficelles et s'allongeait sur le sol en posant sa nuque sur l'une des cordes. Très vite, la douleur disparaissait.

Bien plus tard, après avoir fait d'importantes études médicales à Kansas City et acquis une connaissance prodigieuse en anatomie et physiologie, il comprit que la corde inhibait le fonctionnement du nerf grand occipital et permettait une totale détente du cou.

Très vite furent établies les relations existant entre le trouble structural, le trouble de la fonction et la maladie.

La première mise en pratique de cette théorie se fit le 22 juin 1874, peu de temps après une expérience qu'il relate dans son autobiographie :

"Je marchais un jour avec un ami dans une rue de Macon-Missouri, lorsque je remarquai devant nous une pauvre femme à l'air misérable, entourée de trois enfants, dont l'un, vêtu très sommairement, laissait tomber quelques gouttes de sang en marchant. Pensant qu'il s'agissait d'une dysenterie hémorragique, je m'avançai et, prenant l'enfant dans mes bras, j'offris à la mère de le porter.

"Tout en marchant, je remarquai que sa colonne vertébrale était dure, contracturée, chaude, surtout dans la région lombaire, tandis que la paroi abdominale était toute froide. En un instant, je compris soudain que cette contracture n'était pas sans rapport avec le mauvais fonctionnement intestinal et je me dis que si je pouvais décontracturer cette région lombaire, j'améliorerai aussitôt l'intestin. Effectivement tout en marchant, je m'efforçai de mobiliser les différents segments, et j'appuyai progressivement sur les muscles lombaires. Au bout de quelques minutes, je sentis les muscles de l'enfant se relâcher et, en même temps qu'ils devenaient moins chauds, j'observai que la paroi abdominale n'était plus aussi froide.

"Par mes manipulations, je permettai à la circulation de redevenir plus normale, et aussi au système nerveux d'assurer à nouveau son rôle d'autodéfense. Je libérai ainsi de mon mieux toutes les petites anomalies de structure que je trouvai le long de la colonne de l'enfant. Le lendemain matin, la mère vint me dire que son enfant était complètement guéri.

"C'était la première fois que je mettais vraiment en pratique mes observations antérieures sur les rapports existant entre la structure vertébrale et les troubles fonctionnels d'un organe."

Très rapidement, la popularité du docteur Still lui attira l'inimitié du corps médical. Ce dernier décréta purement et simplement que l'ostéopathie n'était pas une science.

Après de longues campagnes de dénigrement, il lui fut difficile de trouver de jeunes médecins prêts à se rallier à ses idées. Aussi ses premiers assistants furent ses cinq enfants.

Devant les succès obtenus, d'autres élèves leur succédèrent et en 1892, la première école d'ostéopathie, "The American school of Osteopathy", ouvrit ses portes.

Aujourd'hui, malgré sa non-reconnaissance en France, l'ostéopathie est largement pratiquée en Amérique du Nord, Canada, Europe où elle est utilisée dans de très nombreux hôpitaux, sanatoriums et mêmes hôpitaux psychiatriques.

3 DE LA VERTÈBRE À LA COLONNE VERTÉBRALE

A la fois échafaudage (muscles et ligaments s'y insèrent), carapace protectrice (moelle épinière) et roseau flexible (en extension, flexion et torsion, la colonne vertébrale apparaît comme un mât très souple constitué d'un empilement d'os aux formes très particulières séparés par des coussinets élastiques.

Ces os ou vertèbres sont au nombre de 33 dont seulement 24 sont mobiles :

7 cervicales
12 dorsales
5 lombaires
le sacrum (constitué de cinq vertèbres soudées)
le coccyx (constitué de 3 à 4 vertèbres soudées)

Les vertèbres présentent, à la fois, des ressemblances et certaines différences liées à leur position et à leur fonction.

A) LES RESSEMBLANCES

Toutes sont formées de deux parties :

- un corps vertébral solide dont le premier rôle est d'assurer la transmission des pressions.

- un arc neural, élément de la carapace protectrice de la moëlle épinière et partie mobile du rachis.

Il présente des facettes articulaires et se trouve être le lieu de toutes les insertions musculaires dorsales.

Cet arc présente deux apophyses transverses et une apophyse épineuse. En passant les doigts de haut en bas sur la ligne médiane du dos, vous sentez une succession de dos d'âne, pointes des apophyses épineuses. *(Fig. 1, 2, 3, pages 10 et 11.)*

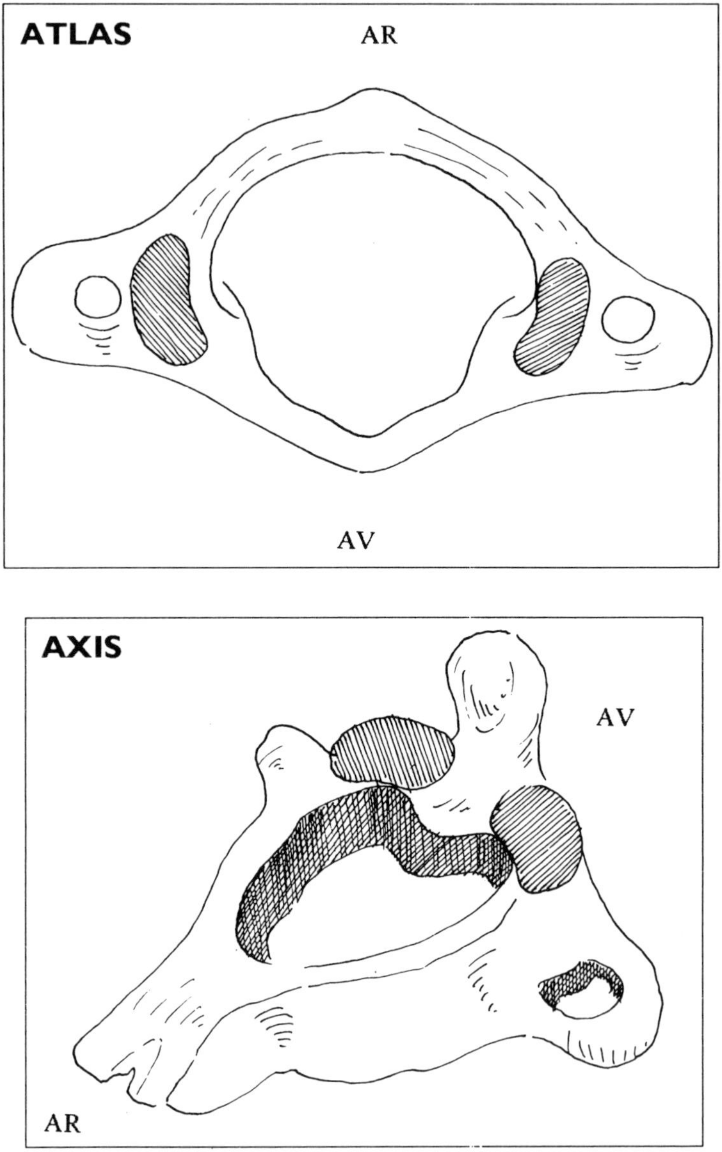

figure I : VERTÈBRES CERVICALES

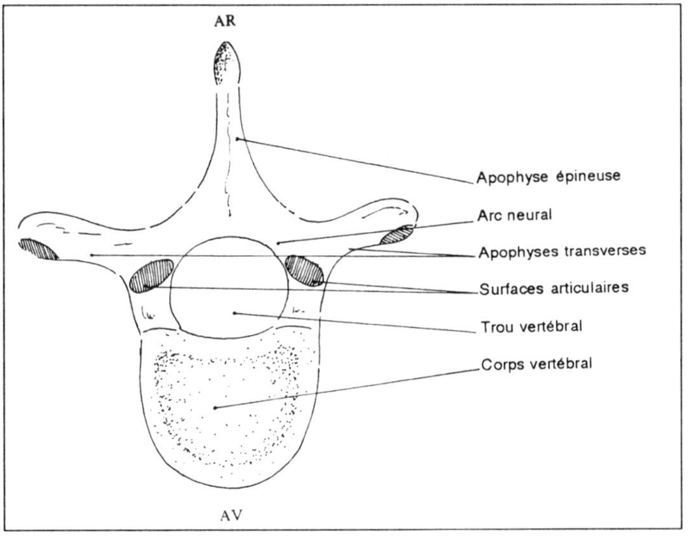

figure 2 : VERTÈBRE DORSALE

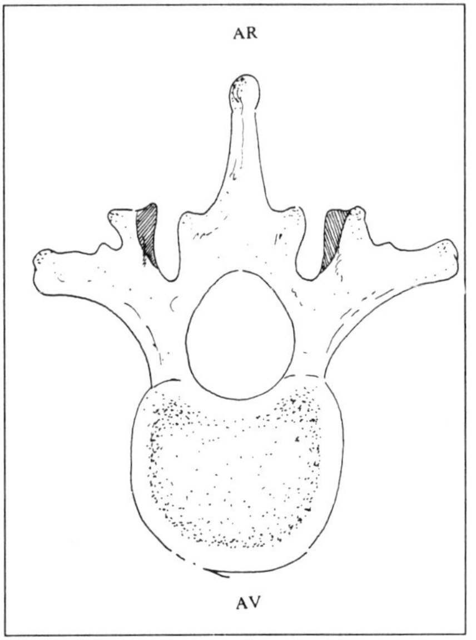

figure 3 : VERTÈBRE LOMBAIRE

b) LES DIFFÉRENCES

Si l'on observe attentivement sur une planche anatomique une colonne vertébrale, il apparaît que les vertèbres et les corps vertébraux deviennent plus volumineux vers le bas.

C'est en effet au niveau des lombaires que les pressions subies sont les plus importantes.

La 5ème lombaire, élément de la charnière lombo-sacrée, présente, pour cette raison, un corps vertébral plus volumineux, que celui de toutes les autres vertèbres.

UN AMORTISSEUR : LE DISQUE INTERVERTÉBRAL

Entre chaque vertèbre, un disque fibro-cartilagineux, en forme de lentille biconvexe et d'épaisseur variable amortit les chocs et autorise les mouvements d'extension, flexion et torsion du buste.

Seule la capsule entourant le disque renferme des fibres nerveuses (elles forment le nerf sinu-vertébral). C'est une véritable sonnette d'alarme sensitive déclenchée par l'apparition d'un problème lombaire (lombalgie).

Le disque se compose :

a) d'une partie centrale : le noyau ou Nucleus Pulposus.

Sphère gélatineuse d'1,5 cm de diamètre, le noyau ne présente aucune innervation et vascularisation. Mobil, déformable mais par contre incompressible, il joue le rôle d'un parfait amortisseur hydraulique à la condition toutefois d'être particulièrement bien maintenu par l'anulus.

b) d'un anneau ou Anulus :

Il se présente comme un oignon, constitué de lamelles concentriques (Fig. 4 page suivante). La couche externe, très solidaire de la gaine formée par l'ensemble des ligaments vertébraux, adhère fortement aux corps vertébraux des vertèbres qui l'entoure.

L'anneau fibreux, par son élasticité, amortit tous les chocs et absorbe les pressions transmises par l'ensemble de nos mouvements.

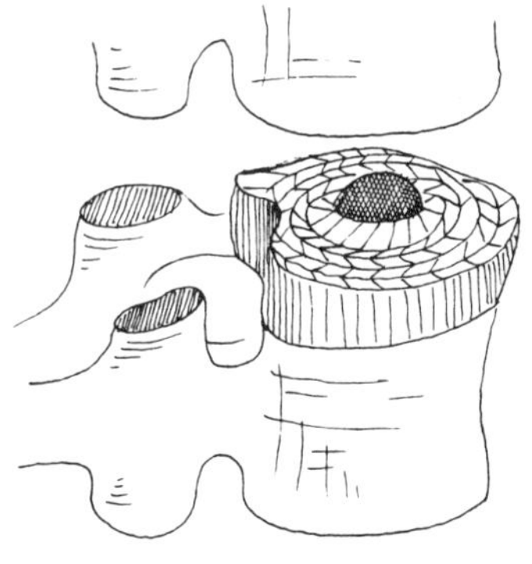

figure 4 : POSITION DU DISQUE ET DU NOYAU ENTRE LES VERTÈBRES

Malheureusement, au fil de l'âge, ce disque s'use, se déshydrate, diminue d'épaisseur, se lézarde, ne constitue plus pour le noyau une enceinte rigide et finit par être la cause de douleurs parfois intolérables.

L'altération du disque, bien qu'inévitable, peut être grandement retardée dès lors qu'un mode de vie correct associé à une activité physique bien pensée et à l'abandon de positions antiphysiologiques est adopté.

ANULUS NUCLEUS CONTRE LES CHARGES

La raison d'être du couple noyau/anneau fibreux est l'absorption des forces ou charges transmises par l'ensemble de nos mouvements : station debout ou assise, marche, action de se lever, de soulever des poids ou de les déplacer, etc.

La région lombaire, nous l'avons vu précédemment à propos des vertèbres, et plus particulièrement le disque entre la 5ème lombaire et le sacrum, doit absorber la quasi-totalité des pressions, ce qui représente parfois des charges phénoménales.

En position debout, tout simplement, ce disque doit répondre à une pression de 50 kg.

Penché à 90°, la pression avoisine les 300 kg.

Dans les mêmes positions avec en plus un poids de 50 kg les pressions atteignent respectivement 100 et 700 kg !

Prévenir toute usure discale par des massages et des mouvements appropriés (élongations) conservera à la colonne toute sa souplesse et sa mobilité.

PENSEZ A VOS LOMBAIRES !

Seuls vertèbres et disques ne pourraient assurer à la colonne vertébrale sa verticalité. Interviennent alors, outre les ligaments intervertébraux *(fig. 5)*, tout un entrelacs de muscles érecteurs, disposés en chevrons sur toute la hauteur de la colonne. Ceux-ci maintiennent en place toutes les pièces du rachis et permettent ainsi une extrême mobilité de la colonne dans ses mouvements d'extension, flexion ou rotation.

Au niveau du dos, ces muscles pour la plupart profonds et petits, sont recouverts en superficie par les grands rhomboïdes, les trapèzes, les petits dentelés, les grands dorsaux.

Sur la face antérieure du tronc, les muscles abdominaux ne sont pas à négliger. Leur rôle dans la statique de la colonne vertébrale est bien plus important qu'on ne le croit généralement.

Constitués des transverses, petits obliques, grands obliques et grands droits, ils maintiennent les organes digestifs en place. Lorsque l'on cesse toute activité physique, la paroi abdominale se relâche entraînant

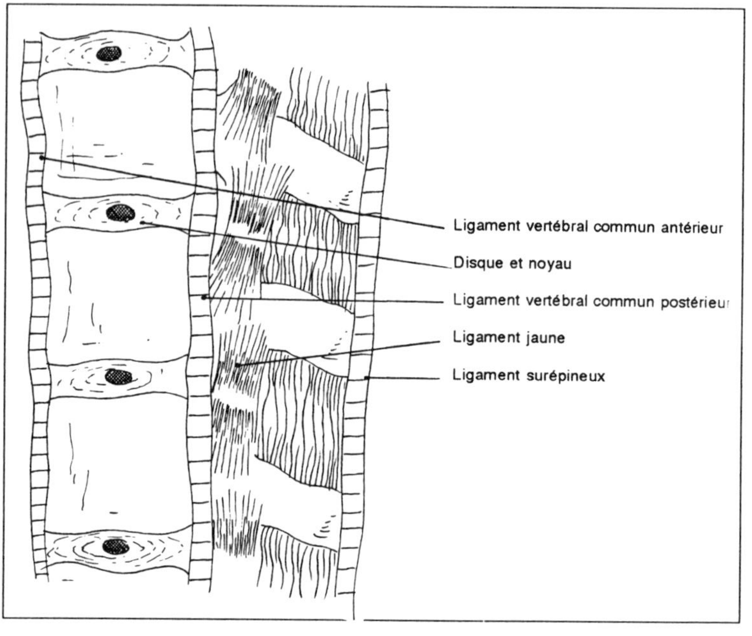

figure 5 : LES LIGAMENTS INTERVERTÉBRAUX

une ptose des organes et viscères, l'apparition de l'habituelle "bedaine" et par voie de fait une bascule du bassin.

La charnière lombo-sacrée, hypersollicitée, et donc fragilisée, sera à plus ou moins brève échéance, responsable de nombreux maux.

LA COLONNE : UN ARC SINUEUX

Vue de dos, la colonne paraît bien verticale (à moins d'une scoliose). De profil, elle l'est beaucoup moins et l'on constate une succession de quatre courbures alternées *(fig. 6, page suivante)* :

- une courbure cervicale ou lordose cervicale convexe en avant pour le cou
- une courbure thoracique ou cyphose dorsale convexe en arrière
- une courbure lombaire ou lordose lombaire convexe en avant
- une courbure sacro-coccygienne, cyphose rigide convexe en arrière formée du sacrum et du coccyx

Ces courbures donnent au corps debout sa stabilité et son harmonie.

Elles répondent également à une réalité physique primordiale que nous ne pouvons ignorer : cette alternance de cyphoses et lordoses permet à la colonne de résister à des pressions dix fois supérieures aux pressions que pourrait encaisser une colonne bien verticale.

Au début de chaque courbure existent des charnières vertébrales :

- occiput atlas-axis ou occipito-cervicale
- C7 - D1 ou cervico -dorsale
- D12 - L1 ou dorso-lombaire
- L5 - sacrum ou lombo-sacrée

La disparition des courbures dorsales ou simplement l'exagération de certaines d'entre elles entraîne une modification de la statique et une mauvaise répartition des forces.

Citons la lordose et l'hyperlordose, la cyphose dorsale, le dos plat ou l'inversion des courbures dorsale et lombaire.

La disparition de la courbure lombaire se révèle généralement catastrophique. C'est elle en effet la plus sollicitée de par les forces et tensions qu'elle doit absorber.

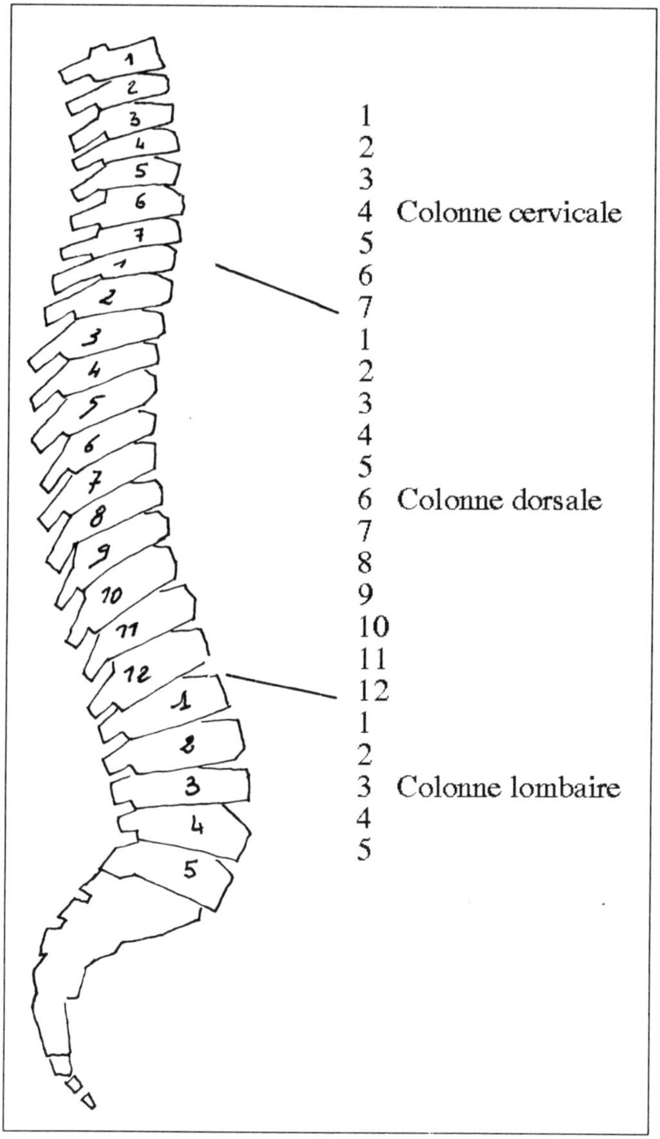

figure 6 : LES COURBURES
DE LA COLONNE VERTÉBRALE

4 MAUX DE DOS ET BLOCAGES : POURQUOI ?

LA LÉSION OSTÉOPATHIQUE

L'ostéopathie se définit essentiellement par :

a) l'existence de lésions ostéopathiques,

b) la possibilité de réduire ces lésions par une technique manuelle appropriée.

La lésion ostéopathique, trouble de la structure, entraîne généralement un trouble de la fonction. Lorsqu'elle n'est pas réduite dans les plus brefs délais (un des symptômes en est la douleur), la maladie apparaît.

Si la structure reste harmonieuse et parfaitement équilibrée, la maladie n'a que peu de chance de se développer. Et, si par hasard, elle arrivait à s'installer malgré nos défenses immunitaires, elle serait rapidement jugulée.

Le potentiel vital de chacun d'entre nous dépend de sa structure et toute intervention de l'ostépathe a pour but unique de redonner à cette structure toute sa mobilité et son équilibre.

Pour mieux comprendre ce phénomène, il apparaît indispensable de bien pénétrer la notion de lésion ostéopathique vraie.

Celle-ci apparaît comme un déplacement plus ou moins marqué, généralement très minime, d'une vertèbre.

Le déplacement peut-être une torsion droite ou gauche, une translation ou un glissement antéro-postérieur.

Bien souvent le déplacement ne sera découvert que par les doigts de l'ostéopathe tant il est minime.

Ces luxations microscopiques ou subluxations ont très longtemps été considérées comme insignifiantes par le corps médical (et malheureusement encore aujourd'hui) et ne pouvant avoir d'action particulière sur l'organisme.

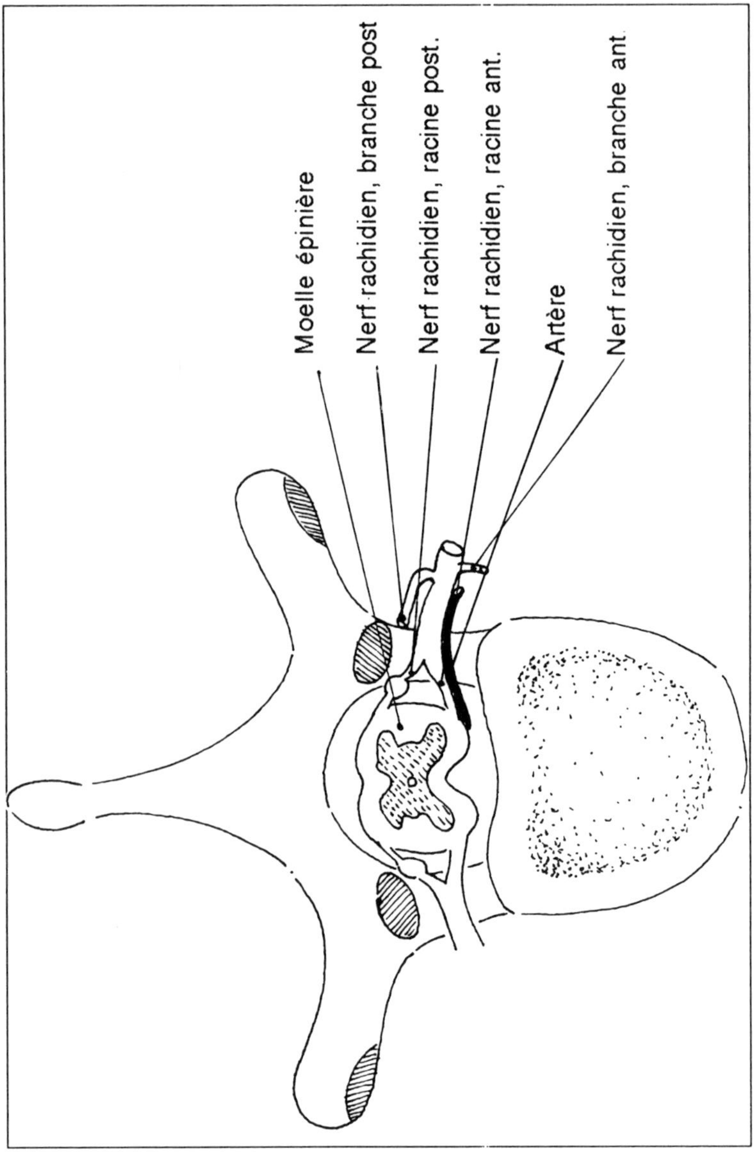

figure 7 : LA MOELLE ÉPINIÈRE
DANS LE CANAL VERTÉBRAL

Pourtant, nous savons tous que la simple oblitération d'une artère entraîne la gangrène du membre ou de l'organe concerné.

Pourquoi alors ne pas admettre que la simple compression de cette même artère puisse entraîner des troubles plus ou moins importants de ce même membre ou organe.

Fait d'autant plus lourd de conséquence que l'organe ici menacé se trouve être la moelle épinière *(fig. 7, ci-contre).*

En cas de perturbation vasculaire de la zone médullaire, le métabolisme des centres nerveux correspondants et des centres nerveux voisins souffre aussitôt.

Associée à ce problème purement vasculaire vient se surajouter, lors d'un déplacement vetébral, l'irritation des racines nerveuses qui, elles sont en liaison directe avec nos organes.

Ainsi un blocage en D1 (de D1 à D4) va avoir non seulement une répercution vasculaire sur le segment médullaire correspondant mais également occasionner une perturbation de la fonction cardiaque par atteinte des racines nerveuses.

A chaque étage de notre colonne vertébrale partent (en empruntant comme passage les trous de conjugaison) en direction de nos organes, des nerfs ou racines rachidiennes qui, en cas de subluxation vertébrale, vont subir une compression et occasionner différents troubles organiques.

Pour une meilleure compréhension de ce phénomène de cause à effet, nous reportons sur un tableau les correspondances vertèbres (racines nerveuses) / organes *(voir pages 20 et 21).*

Comme vous pouvez le remarquer, un organe ne correspond pas seulement à une vertèbre. Il y a de multiples points de projection vertébrale ou points de résonance. Cela s'explique par l'existence de liaisons entre le sympathique et le parasympathique.

La région cervicale, quant à elle, présente une particularité. Les artères vertébrales pénètrent dans le crâne après avoir suivi un tracé fort particulier puisqu'elles traversent tout simplement les apophyses transverses (de C1 à C6) par les trous transversaires. Les artères sont accompagnées des veines et nerfs correspondant. Une subluxation cervicale risque de modifier le diamètre des trous transversaires et de perturber la vascularisation et l'innervation de la tête, entraînant un ou

VERTÈBRE	PAIRE NERVEUSE	EN RELATION AVEC
ATLAS	1ère paire	CERVEAU, YEUX,
AXIS	2ème paire	OREILLES, YEUX,
3ème CERVICALE	3ème paire	NEZ, DIAPHRAGME,
4ème CERVICALE	4ème paire	COEUR,
5ème CERVICALE	5ème paire	PHARYNX, THYROÏDE,
6ème CERVICALE	6ème paire	COEUR, THYROÏDE, BRAS,
7ème CERVICALE	7ème paire	BRAS, THYROÏDE, LARYNX,
1ère DORSALE	8ème paire	BRAS, LARYNX, COEUR,
2ème DORSALE	9ème paire	COEUR, POUMONS, YEUX,
3ème DORSALE	10ème paire	COEUR, POUMONS,
4ème DORSALE	11ème paire	CERVEAU, COEUR,
5ème DORSALE	12ème paire	CERVEAU, COEUR,
6ème DORSALE	13ème paire	ESTOMAC, COEUR,
7ème DORSALE	14ème paire	FOIE, PANCRÉAS, RATE,
8ème DORSALE	15ème paire	FOIE, RATE, PANCRÉAS,
9ème DORSALE	16ème paire	FOIE, RATE,
10ème DORSALE	17ème paire	REINS, PANCRÉAS, FOIE,
11ème DORSALE	18ème paire	FOIE, TESTICULES ou
12ème DORSALE	19ème paire	REINS, URETÈRES,
1ère LOMBAIRE	20ème paire	REINS, VESSIE, PROSTATE,
2ème LOMBAIRE	21ème paire	VESSIE, APPENDICE,
3ème LOMBAIRE	22ème paire	TESTICULES OU OVAIRES,
4ème LOMBAIRE	23ème paire	TESTICULES OU OVAIRES,
5ème LOMBAIRE	24ème paire	MEMBRES INFÉRIEURS,
SACRUM ET COCCYX		CERVEAU, VESSIE, UTÉRUS,

bras, langue, larynx, oreilles, cuir chevelu, dépressions, nausées, estomac, organes génitaux, névralgies faciales et occipitales, vertiges

nez, cerveau, cuir chevelu, larynx, pharynx, estomac, bras

langue, amygdales, dents, migraines, céphalées

estomac, cerveau, diaphragme, plexus solaire, thyroïde, poumons

amygdales, coeur, épaules, bras, mains, seins

pharynx, trachée, oesophage

COEUR, CERVEAU, surrénales, ganglion sympathique cervical inférieur

bronches, pharynx, thyroïde, oreilles, visage, cerveau

bronches, cerveau, thyroïde

diaphragme, bronches, yeux, plexus solaire, pylore, estomac

CIRCULATION SANGUINE, ESTOMAC, surrénales, foie, vésicule, bouche

ESTOMAC, rate, oesophage, plexus solaire

poumons, rate, diaphragme, vésicule biliaire

coeur, estomac, diaphragme

intestins

intestins, surrénales, diaphragme

GLOBES OCULAIRES, surrénales, reins, prostate, uretères

OVAIRES, VÉSICULE BILIAIRE, intestins, cerveau, urètre, estomac, reins, vessie, prostate

PROSTATE, TESTICULES OU OVAIRES, intestins, rectum, utérus, membres inférieurs

ORAGANES GÉNITAUX, CERVEAU, aorte, intestins, péritoine

utérus, rectum, cerveau, gros intestin

vessie, prostate, intestins (côlon descendant), rectum

MEMBRES INFÉRIEURS, pénis, vagin, trompes, rectum, sciatique

UTÉRUS, RECTUM, SCIATIQUE

VAGIN, RECTUM, hémorroïdes, circulation sanguine du petit bassin, maux de tête, douleurs cervicales, dépression plusieurs symptômes caractéristiques : maux de tête, vertiges, troubles de la vision, de l'odorat, du goût ou de l'audition, perte de la mémoire, sinusites, dépression, etc.

PRÉSERVEZ VOS DISQUES

Le disque intervertébral et son noyau jouent, nous l'avons vu, un rôle de premier ordre comme amortisseur et répartiteur des forces et pressions exercées à tous les étages du rachis, plus particulièrement au niveau de l'articulation 5ème lombaire/sacrum.

Très vite, disques et noyaux sont sollicités au cours de nos besoins quotidiens et bien souvent sans penser aux répercussions que peuvent avoir nos gestes les plus anodins.

Les pressions absorbées par le disque lorsque nous soulevons des charges ont tendance à projeter le noyau vers l'arrière.

Tant que le disque ne subit aucune dégénérescence, il maintient le noyau en place. Avec l'âge par contre, le disque s'altère, des fissures et des ruptures en rayon de roue apparaissent *(fig. 8 et 9)*, localisées le plus souvent en arrière du disque.

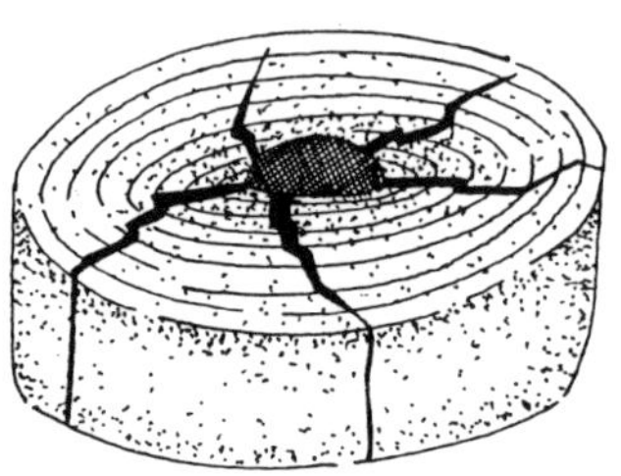

figure 8 :
DÉTÉRIORATION
DU DISQUE

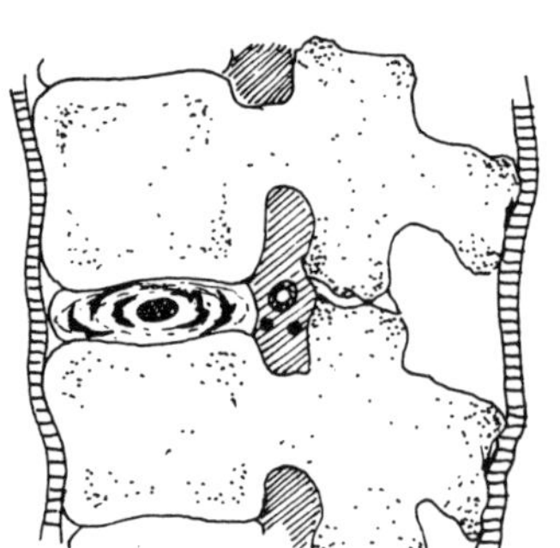

figure 9 :
RUPTURE DES LAMELLES

Si nous n'y prenons pas garde, le disque continuant à se détériorer et nos habitudes antiphysiologiques aidant, le noyau projeté de plus en plus en arrière *(fig. 10 et 11)*, va s'infiltrer par les fissures et provoquer une petite hernie passagère avec pour effet une compression des ligaments intervertébraux et, surtout, des racines nerveuses rachidiennes.

figure 10 : MOUVEMENT DE FLEXION-COLONNE JEUNE

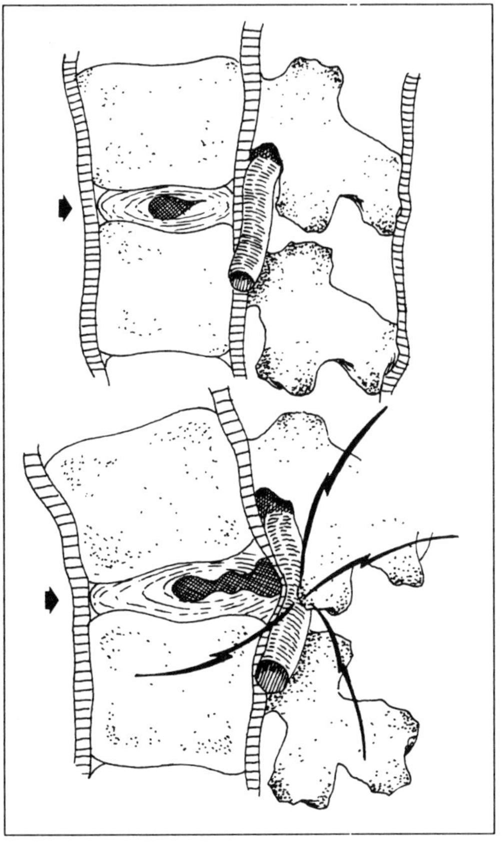

figure 11 : MOUVEMENT DE FLEXION-COLONNE ÂGÉE

La hernie passagère, si aucun traitement ne parvient à régénérer le disque, risque de provoquer la rupture des lamelles bien endommagées et donner naissance à une hernie discale source de sciatique.

Ce phénomène se localise généralement à la colonne lombaire. L'atteinte discale étant fort rare au niveau dorsal et, a fortiori, cervical où les pressions sont peu élevées. Aussi, ayez toujours présent à l'esprit les gestes à faire et à ne pas faire, véritables bouées de sauvetage pour votre colonne vertébrale.

LES MOUVEMENTS : LES BONS ET LES MAUVAIS

Notre vie est une succession de mouvements : torsion, rotation, flexion, extension... Tous nous sont indispensables et il serait mal venu de les remettre en cause tant ils nous sont utiles.

Néanmoins, certains mouvements peuvent se révéler source de bien des maux et provoquer d'intenses douleurs.

Très tôt nous devons avoir en mémoire les gestes à faire pour préserver et ce, le plus longtemps possible, l'intégrité de notre colonne vertébrale.

Aussi n'hésitez pas à faire une photocopie des dessins ci-dessous et à l'afficher dans votre cuisine, bureau, garage de façon à bien vous imprégner des gestes que vous devez faire pour préserver la santé de votre colonne vertébrale.

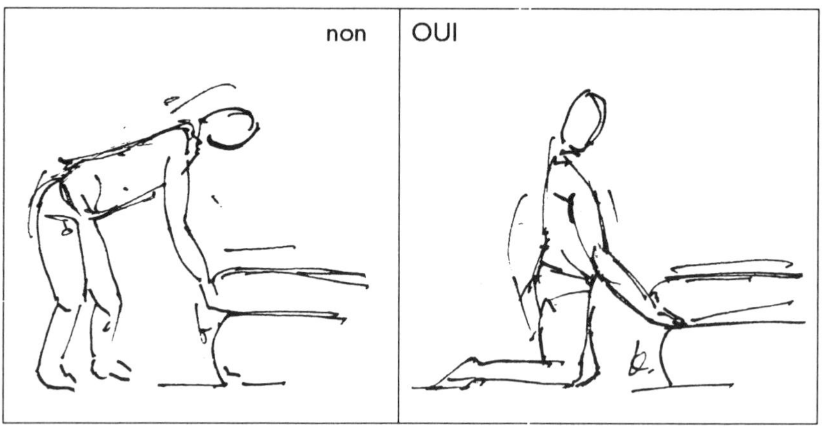

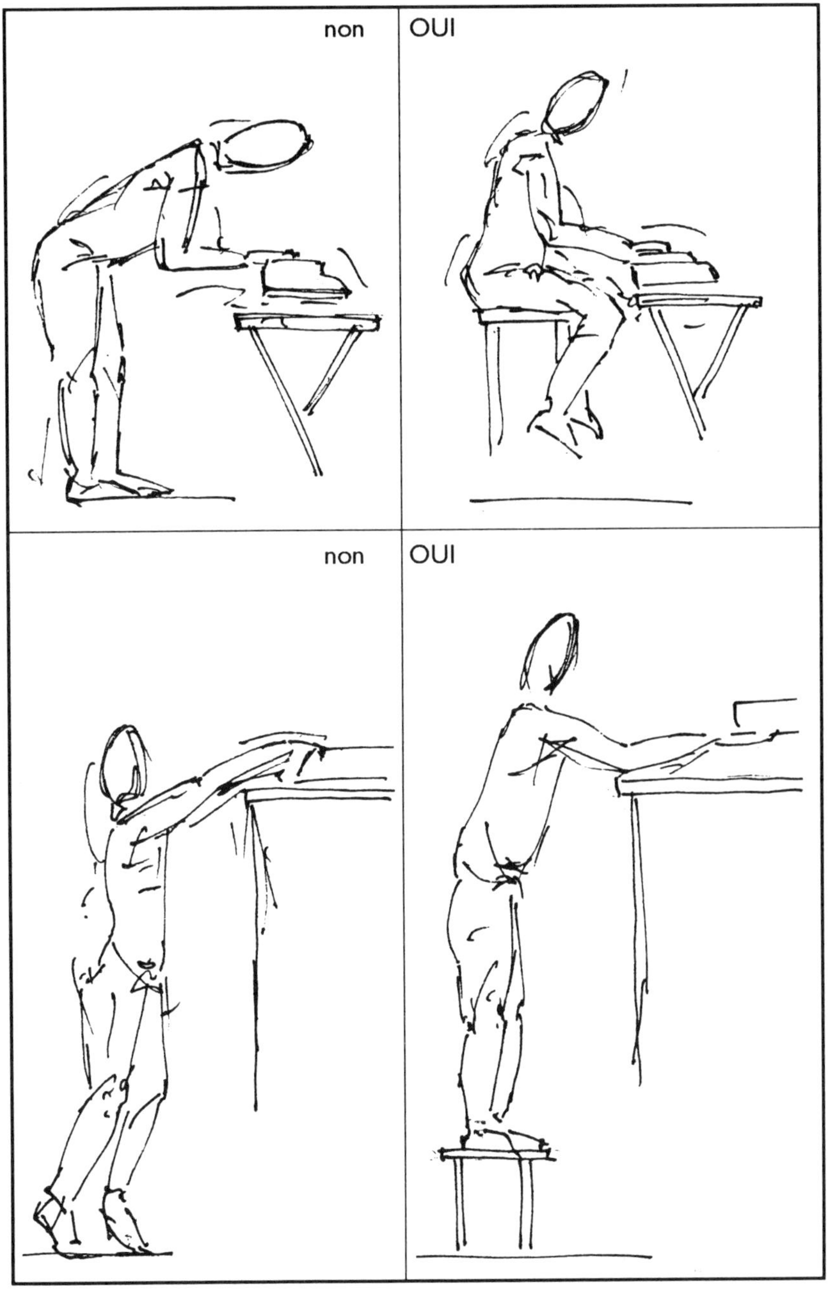
non
OUI
non
OUI

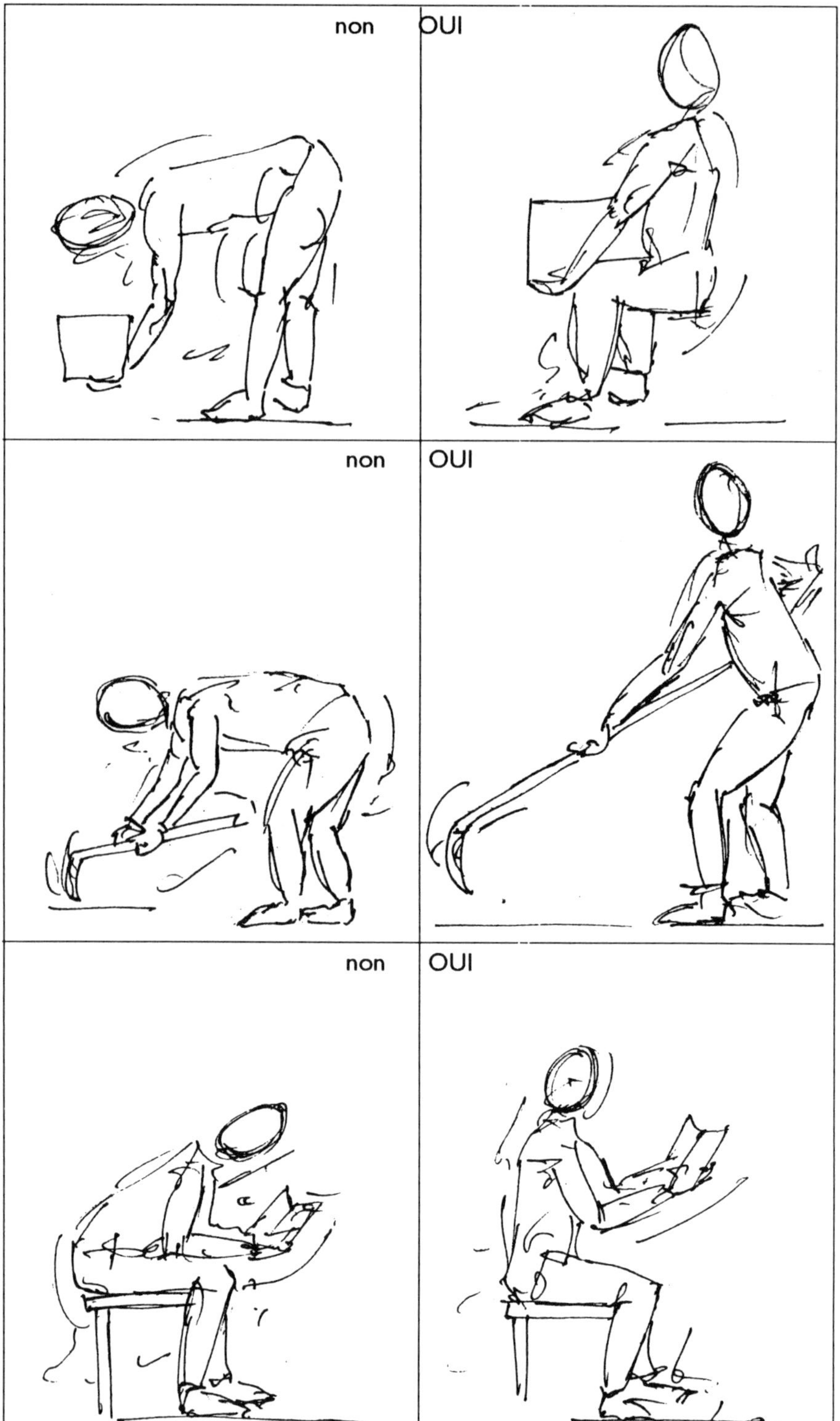
non
OUI
non
OUI
non
OUI

5 ANOMALIES ET MALADIES DE LA COLONNE

De multiples affections peuvent atteindre la colonne vertébrale et provoquer non seulement des douleurs mais également diverses perturbations organiques.

Selon le cas, l'auto-ostéopathie vous sera d'un grand secours.

CYPHOSE OU DOS ROND

Rare dans les premiers âges, elle atteint les enfants à partir de 5 ou 6 ans et ce jusqu'à 12 ans.

Suivre les enfants pendant toute la première période scolaire s'avère nécessaire. Inutile de répéter le sempiternel "Tiens toi droit"!

Faites faire à vos enfants du sport (veillez à toujours muscler le dos) et apportez-leur pendant ces quelques années de croissance les compléments alimentaires nécessaires à leur parfait développement.

En cas de laisser-aller, la cyphose risque de s'accentuer. La pointe des omoplates va faire saillie, le thorax s'aplatir et une gibbosité (bosse) risque d'apparaître.

La cyphose de l'adulte, beaucoup plus rare, apparaît en cas de troubles respiratoires graves ou chez certaines personnes âgées.

LORDOSE

La courbure concave lombaire exagérée propulse l'abdomen en avant. Rarement seule, elle s'accompagne d'une scoliose ou d'une cyphose.

Si votre enfant présente ce type de déformation, consultez un thérapeute afin de vérifier qu'il ne souffre pas de rachitisme.

Cyphose et lordose n'entraînent pas de déformation des vertèbres. Seuls les disques prennent par écrasement la forme de cônes. Agir sur ces deux types de déformations est toujours possible.

SCOLIOSE

La déformation latérale de la colonne vertébrale ou scoliose atteint aussi bien les enfants que les adultes. Elle apparaît chez les enfants vers 10-13 ans comme le résultat d'une mauvaise attitude à l'école. Il est à noter que les filles présentent bien plus souvent que les garçons ce type de déformation. Lorsque la déformation constatée n'est pas soignée, elle évolue vers la scoliose vraie avec apparition, lorsque le patient se penche en avant, d'une gibbosité (bosse) ou saillie costale du côté de l'incurvation du rachis.

La scoliose, comme la cyphose et la lordose, sera réduite par un programme adapté.

OSTÉOCHONDRITE

Inflammation de l'os alors qu'il n'est encore que cartilage, l'ostéochondrite évolue jusqu'à la fin de la période de calcification.

Elle se rencontre chez les jeunes, garçons ou filles, entre 11 et 15 ans.

Très souvent, l'immobilisation en coquille plâtrée s'impose. Dès l'apparition des premières manifestations, il faut s'attacher à apporter à l'enfant une alimentation complète et équilibrée. Le recours à des compléments alimentaires bien dosés sera d'une aide efficace.

ARTHROSE

Maladie de société entre toutes, l'arthrose (et les rhumatismes en général) apparaît de plus en plus tôt chez l'homme comme chez la femme.

La dégénérescence des cartilages articulaires affecte toutes les facettes articulaires des apophyses transverses. L'arthrose vertébrale se localise le plus souvent au niveau L5- S1 et donne naissance à des douleurs souvent violentes.

Signalons également la polyarthrite rhumatoïde qui, lorsqu'elle se localise à la colonne cervicale, occasionne raideurs et ankylose progressive.

La prise de compléments alimentaires s'avère, là encore, primordiale.

INFECTIONS

Une douleur vertébrale peut être provoquée par une infection dont les dégâts sont souvent irréversibles : dégénérescence des corps vertébraux, mal de Pott, calcification des vertèbres entre elles.

L'infection se doit d'être prise dans ses premières manifestations.

OSTÉOPOROSE

Souvent considérée comme la maladie du troisième âge, elle atteint principalement la femme en période de préménopause.

Le facteur endocrineien se révèle important dans l'apparition de cette maladie. A la radio, les vertèbres sont claires et tassées. Le mal doit être pris à ses débuts. Dans le cas contraire, la maladie devient vite handicapante et douloureuse.

TROUBLES VISCÉRAUX

Si une luxation vertébrale entraîne dans la majeure partie des cas un trouble organique par irritation des racines nerveuses, un trouble viscéral entraînera des douleurs du rachis au niveau des vertèbres concernées.

Un kyste ou un fibrome des ovaires se matérialisera par une douleur au niveau lombo-sacré.

Un trouble pancréatique ou duodénal provoquera quant à lui, une douleur au niveau D8-D10.

TRAUMATISMES

La fracture d'une vertèbre due à un choc ou à une maladie comme l'ostéoporose occasionnera des douleurs à différencier d'un simple déplacement.

L'auto-ostéopathie ne vous sera d'aucun secours dans ce cas.

6 TESTEZ VOTRE COLONNE

Pour mieux mettre en évidence vos limites de mobilité, faites les quelques mouvements indiqués ci-dessous. Notez alors les douleurs et leur localisation, que pourraient révéler ces tests.

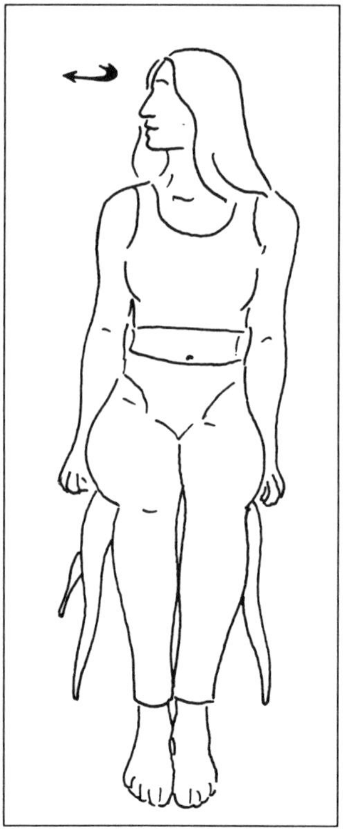

T I

COLONNE CERVICALE

Il s'agit de tester la souplesse de vos vertèbres cervicales en rotation.

Pour ce faire, asseyez-vous sur une chaise dos droit. Placez vous, mains à plat sur le siège de part et d'autre en bloquant les épaules (raidir les bras).

Lentement, procédez à une rotation à droite puis à gauche. Notez les douleurs et les limites de mobilité constatées.

Ensuite, baissez et relevez la tête. Aucune douleur ni tiraillement ne doivent apparaître (T 1).

COLONNE DORSALE

Bien souvent, la région dorsale souffre de spasmes et raideurs musculaires ou de micro-déplacements sans qu'apparaisse la moindre douleur.

Pour les mettre en évidence, testez votre rachis de façon régulière. Plus vous vous y prendrez tôt, plus les subluxations seront faciles à réduire.

Dos plaqué au mur, avancez les pieds d'une trentaine de centimètres et écartez-les légèrement. Tendez les bras parallèlement au sol et levez-les doucement pour les amener contre le mur, sans décoller les reins.

Suivant les douleurs ou raideurs constatées, telle ou telle partie de votre colonne devra être mobilisée :

- Quand après avoir placé bras et épaules contre le mur, la tête reste légèrement penchée en avant, pensez à vos dernières cervicales et premières dorsales (T 2a).

- Quand la tête collée au mur, vous ne pouvez y appliquer les bras, la charnière sterno-cléido-mastoïdienne doit être assouplie (T 2b).

- Quand les bras levés, vous ne pouvez rester tête et reins collés au mur, mobilisez l'ensemble de votre colonne (T 2c).

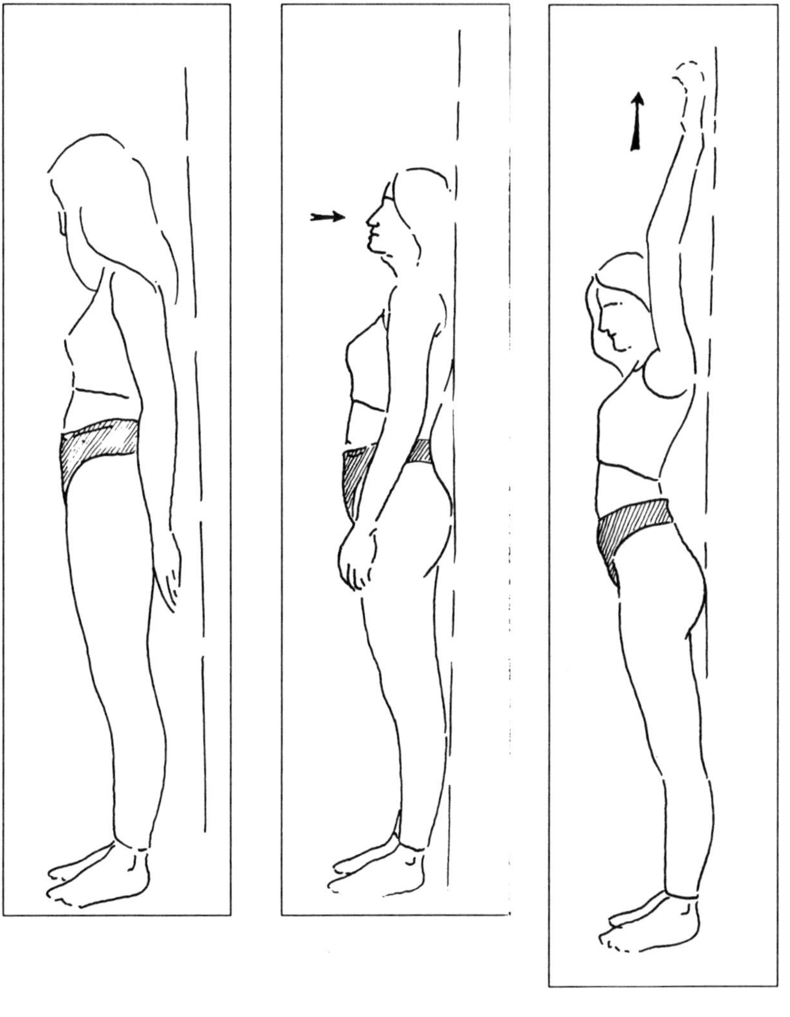

T 2a

T 2b

T 2c

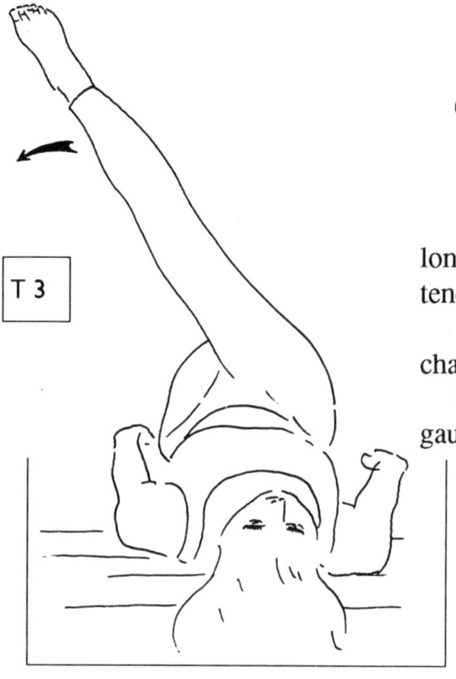

T 3

COLONNE LOMBAIRE

Quatre tests sont à pratiquer :

A) Allongez-vous sur le dos, bras le long du corps. Levez la jambe droite tendue et inclinez la sur la gauche.

Si une douleur apparaît, gare à votre charnière lombo-sacrée.

Faites le même test avec la jambe gauche (T 3).

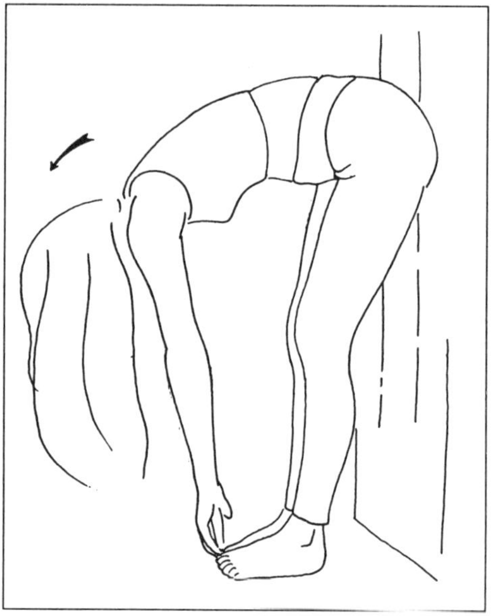

T 4

B) Reprenez la position de base décrite pour la colonne dorsale.

En arrondissant le dos et en gardant les jambes tendues, penchez-vous lentement en avant de façon à aller toucher la pointe des pieds.

Si vous n'arrivez pas à les toucher sans plier les genoux, adoptez un plan d'assouplissement de la colonne lombaire (T 4).

C) Faites le même test, mais bras croisés (T 5).

T 5

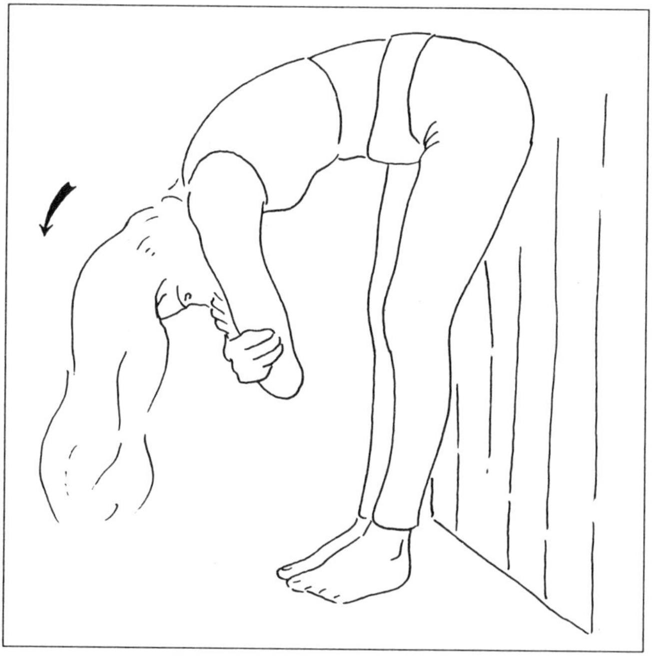

T 6

D) Allongez-vous bras le long du corps et détendez-vous.

Les pieds vont en relaxation orienter leurs pointes vers l'extérieur.

Si les pieds n'ont pas la même ouverture, le moins ouvert indique un spasme du psoas (T 6).

Le psoas- iliaque, muscle très important, intervient dans la statique en favorisant la position verticale. Ses fibres stimulent la circulation sanguine et lymphatique du bassin.

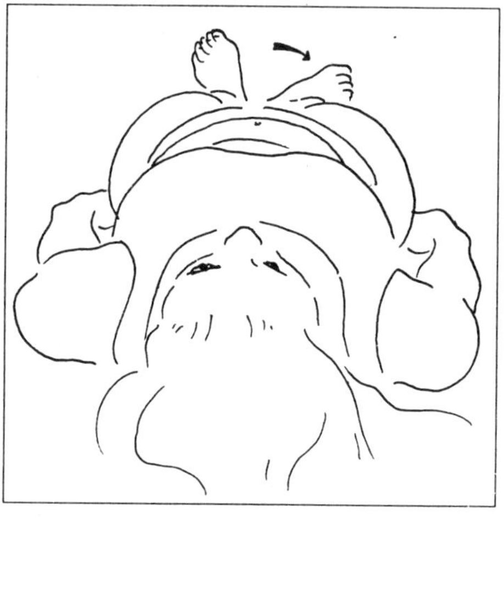

Parallèlement à ces différents mouvements, restez attentif à votre corps. Certaines douleurs bien localisées vous indiqueront à quel étage du rachis se trouvent blocages et contractures musculaires.

- Au niveau des yeux :

Là pas de douleur mais des signes que seul un iridologue peut traduire.

- Au niveau de l'abdomen :

Au-dessus de la ceinture, une ligne horizontale est symptôme, entre autres, de troubles du rachis. La douleur peut également se matérialiser en un point de plus ou moins grande surface au-dessus du nombril.

- Au niveau de la jambe :

Un point douloureux au milieu de la fesse, au milieu de la cuisse face postérieure ou entre les deux jumeaux, signe une irritation du sciatique et donc, en général, un trouble de l'articulation lombo-sacrée *(fig. 12, ci-contre)*.

- Au niveau des pieds :

En reprenant les zones réflexes podales, le rachis se projette sur le côté interne du pied, le rachis cervical étant positionné au niveau du gros orteil *(fig. 13, page 36)*.Selon la localisation de la douleur, vous saurez, sans vous tromper, où se trouve le blocage.

- Au niveau des mains :

Se baser sur les zones décrites *(fig. 14 page 37)* pour localiser les blocages. Les douleurs aux épaules, coudes, genoux pourront être atténuées par simple massage des zones réflexes.

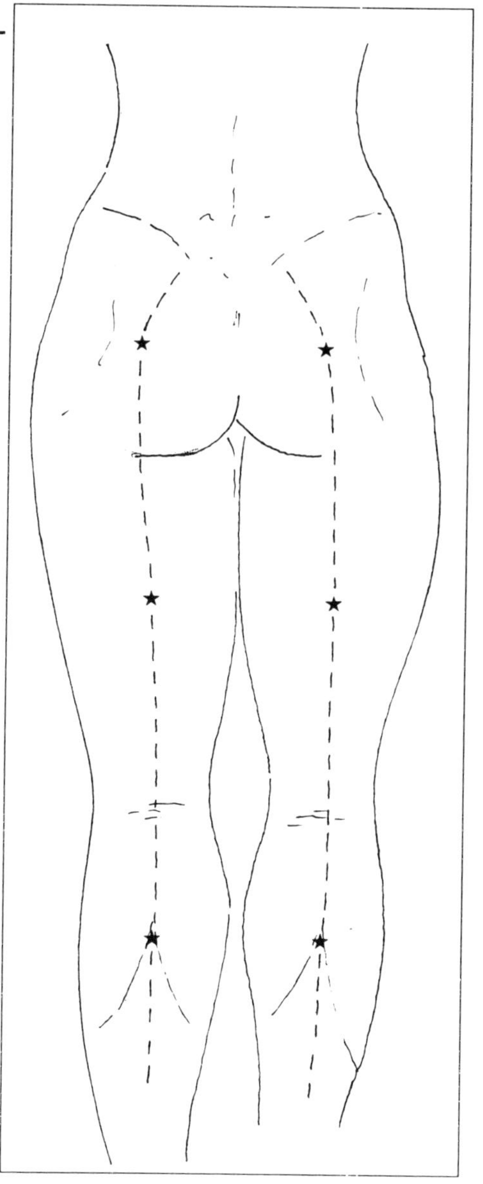

figure 12 : POINTS DOULOUREUX
SUR LE TRAJET DU SCIATIQUE

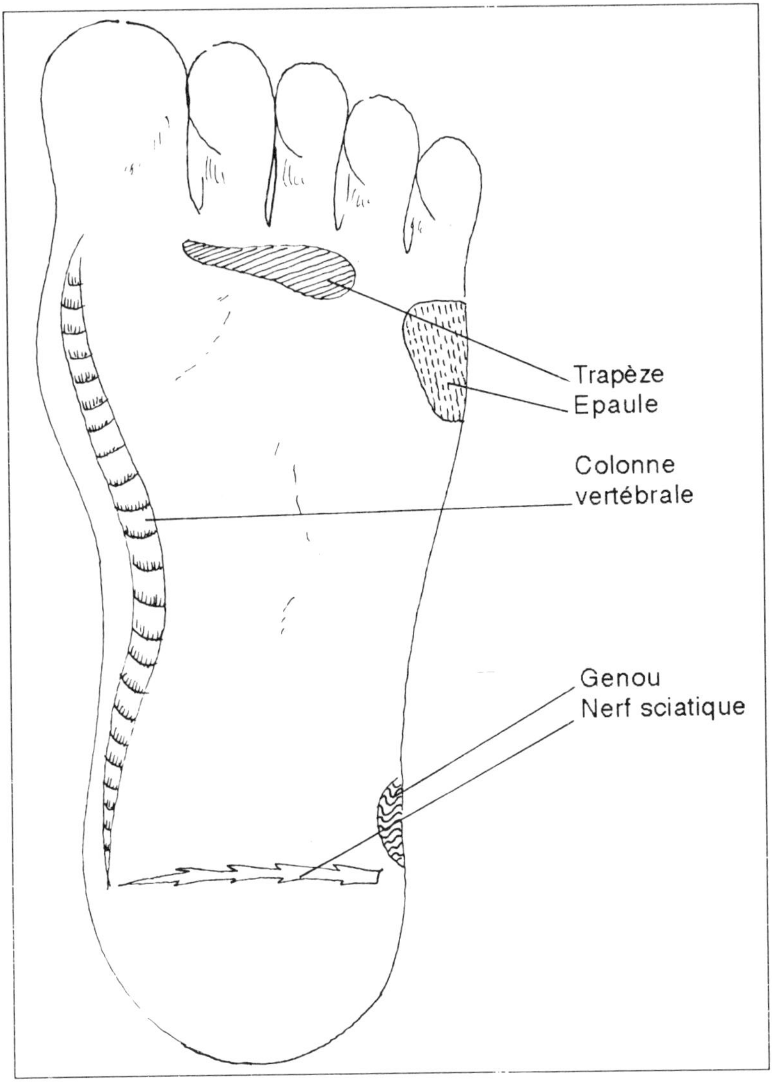

figure 13 : PIED GAUCHE

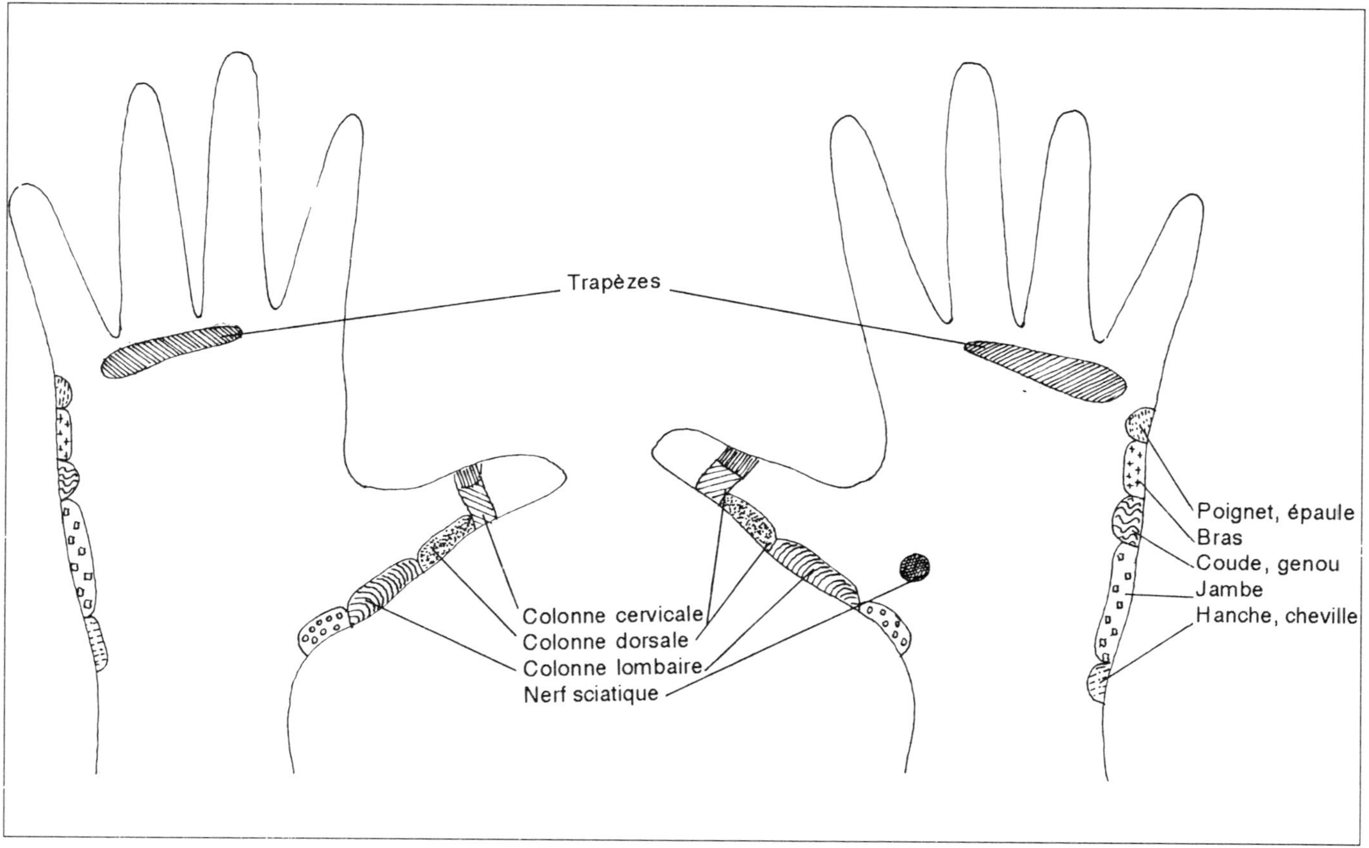

figure 14 : MAIN DROITE - MAIN GAUCHE

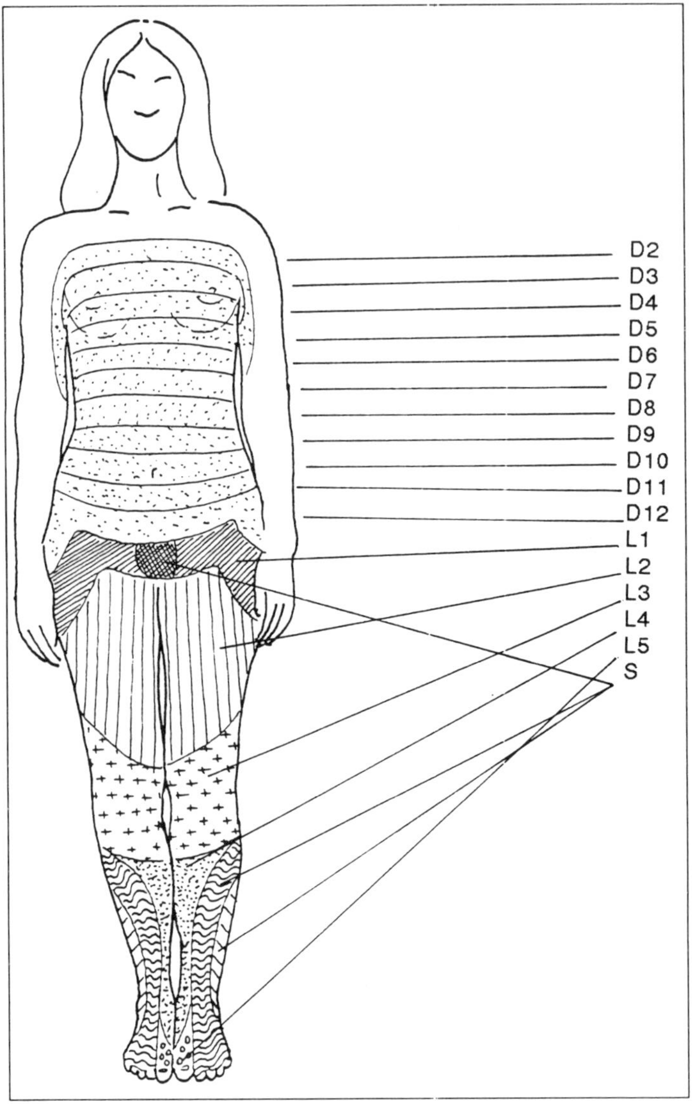

figure 15

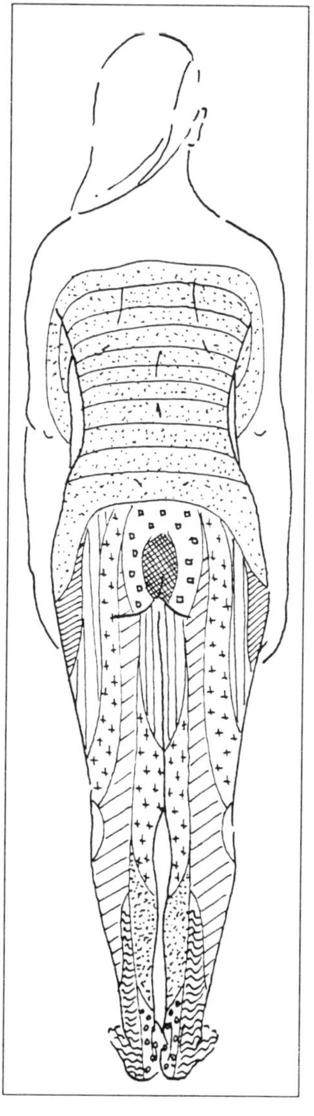

figure 16

LES DERMATOMES

Si à chaque paire nerveuse correspond un organe ou un groupe d'organes, rappelons-nous que chacune d'elle innerve également un territoire cutané bien déterminé.

Cela permet, tant au thérapeute qu'au patient, d'établir un lien entre la douleur peaucière et la localisation d'origine réelle de l'algie.

Une douleur diffuse, une baisse de sensibilité au niveau de l'index peut indiquer un blocage en C7 avec irritation ou compression des racines nerveuses correspondantes *(Fig. 15 et 16).*

Chaque paire nerveuse est en relation avec une surface peaucière spécifique qui, anormalement douloureuse, indique une irritation du nerf et un trouble fonctionnel de la vertèbre concernée.

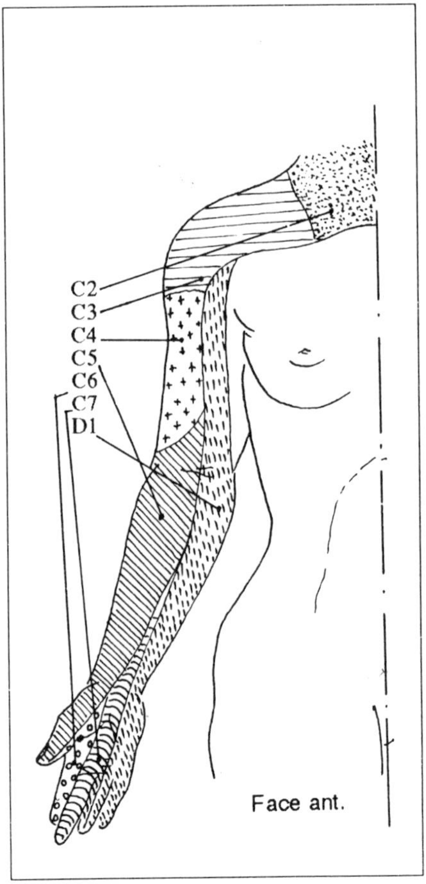

figure 17

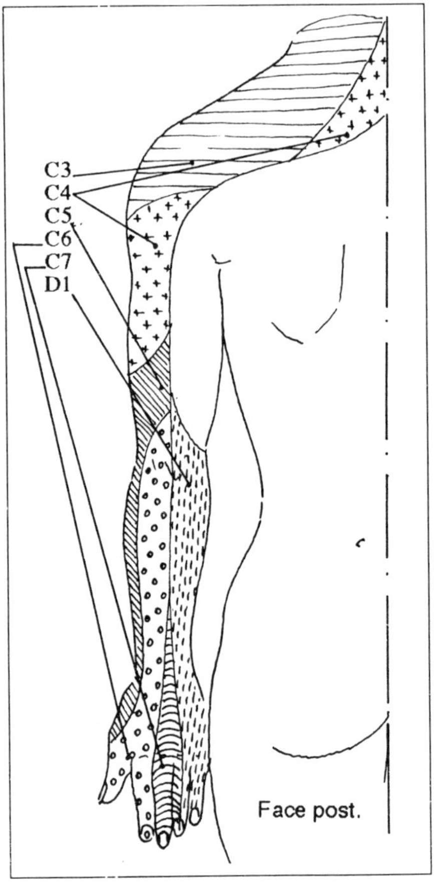

figure 18

7 LES CERVICALES

Une subluxation des vertèbres cervicales se caractérise non seulement par une douleur de la nuque mais également par différentes manifestations pathologiques :

- maux de tête
- vertiges (le “ça tourne quand je lève la tête”)
- douleurs, fourmis, picotements le long du bras (de l’épaule à la main) *(fig. 17 et 18 ci-contre).*
- manifestations douloureuses sur le dessus de l’épaule
- manifestations douloureuses suivant un trajet allant de l’occiput à l’œil

Les cervicales nous l’avons vu, sont des vertèbres à part. Leur configuration particulière fait que les artères vertébrales, avant de pénétrer par le trou occipital dans le crâne traversent les trous transversaires *(fig. 19 et 20 ci-dessous)* des cinq à six premières vertèbres.

Un déplacement même léger peut alors provoquer une mauvaise irrigation de la partie postérieure du crâne.

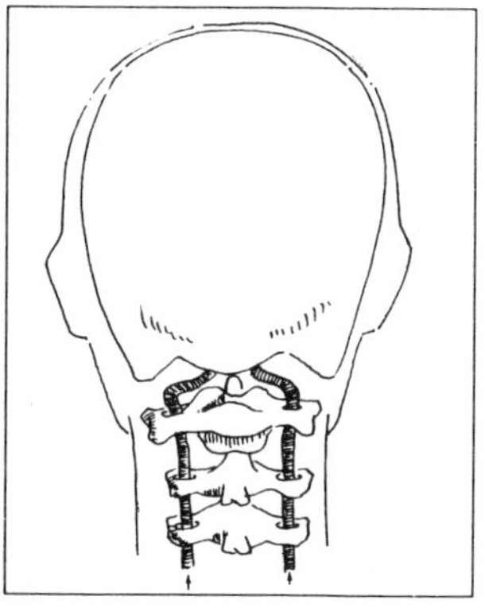

figure 19 : ARTÈRE VERTÉBRALE

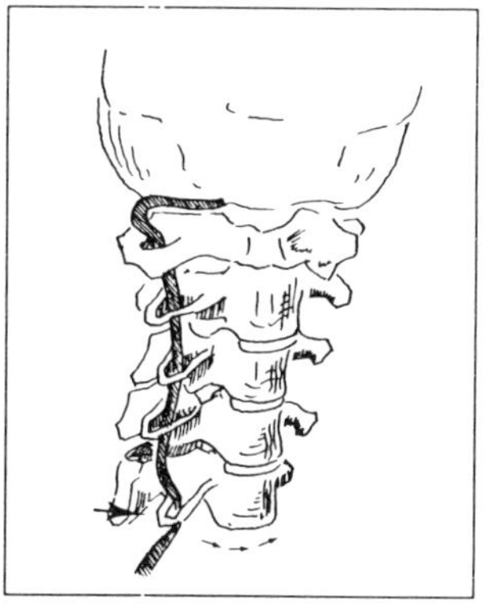

figure 20 : BLOCAGE CERVICAL ET COMPRESSION DE L’ARTÈRE

EXERCICES PRÉLIMINAIRES

A) Asseyez-vous sur une chaise, dos bien droit.

*Inspirez en gonflant le ventre.

*Expirez lentement en essayant de toucher le plafond avec la tête.

Cet exercice a pour but d'étirer la colonne cervicale. Il peut se pratiquer debout contre un mur, pieds écartés d'une trentaine de centimètres et éloignés du mur d'une même distance.

Dos et tête doivent rester en contact étroit avec le mur (C 1).

Faites cet exercice tous les matins cinq fois.

C 1

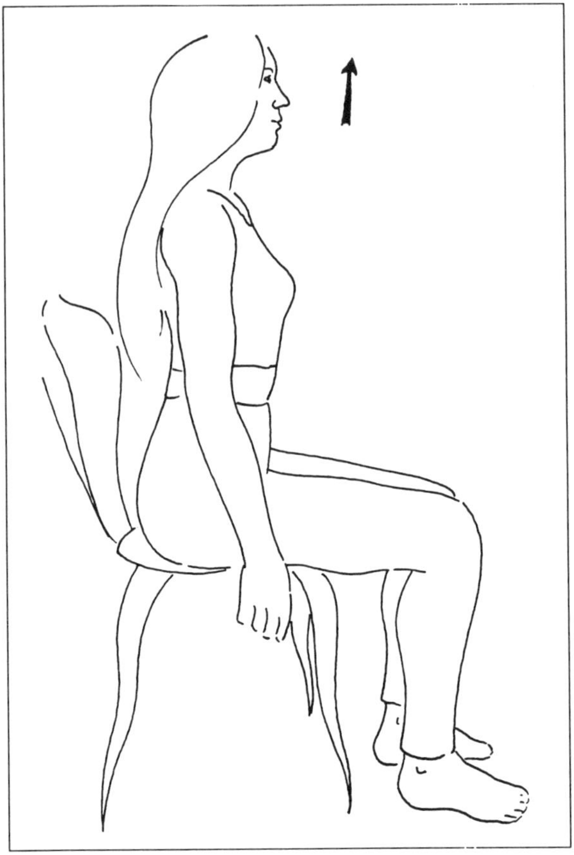

B) Assouplissez les muscles du cou par :

* Des mouvements de rotation à droite puis à gauche (C 2a).

* Des mouvements de flexion et d'extension (C 2b).

* Des mouvements circulaires de la tête vers la droite puis vers la gauche (C 2c).

* Le massage avec les pouces des trous sous-occipitaux.

* Le massage para-vertébral de la colonne cervicale.

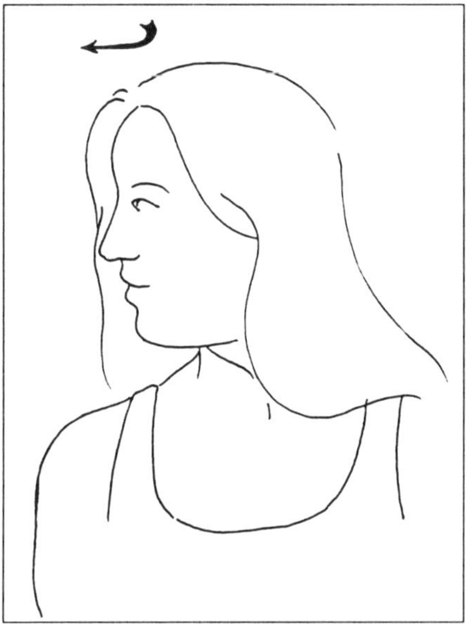

C 2a

C 2b

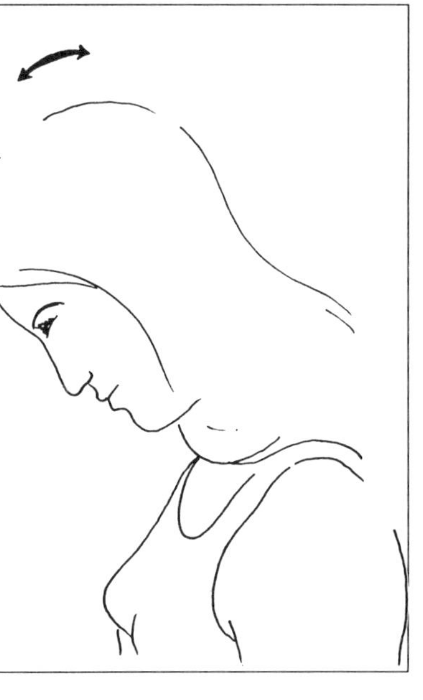

C 2c

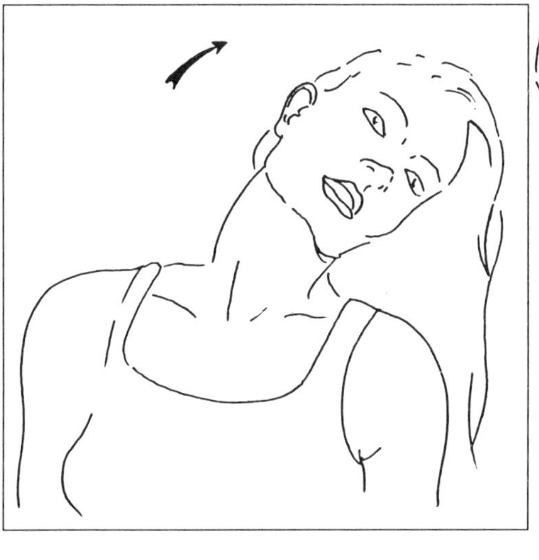

C)

1/ Tonifiez le cou :

* Mettez-vous à quatre pattes, mains parallèles et tête baissée.
* Inspirez en relevant la tête et en faisant le double menton.
* Soufflez et relâchez (C 3).

Cet exercice est à faire 10 fois.

C 3

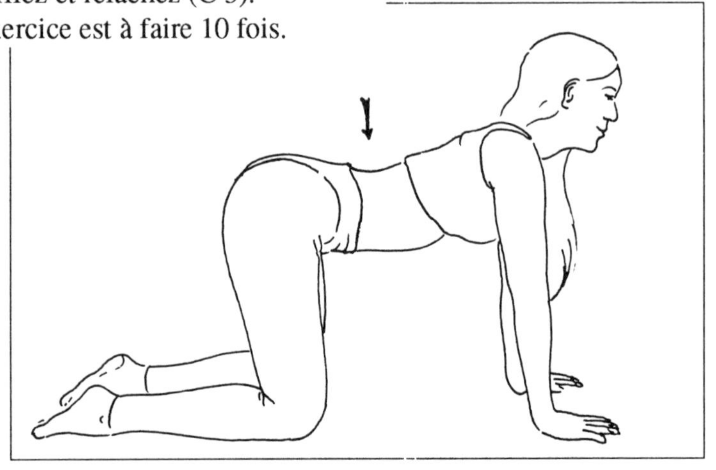

2/ Asseyez-vous sur les talons.

* Ecartez légèrement les genoux et avec les mains allez saisir les talons.

* A l'inspiration, relevez la tête sans bouger le bassin.

* Soufflez et relâchez.

* Essayez de tenir la position, tête relevée pendant deux ou trois respirations si possible (C 4).

C 4

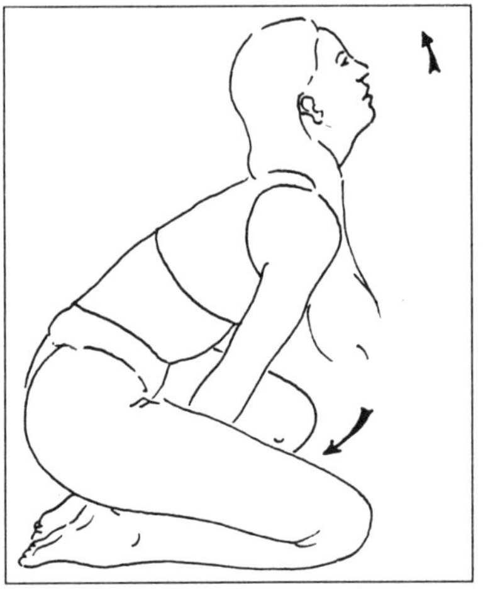

D) Pour toute douleur provoquée par une limite de mobilité en rotation :

* Allongez-vous sur le dos.

* Glissez sous la nuque une serviette roulée. Ce cylindre ne doit être ni trop petit ni trop gros mais s'adapter parfaitement à votre courbure cervicale.

* Glissez également un petit coussin sous votre courbure lombaire.

* Inspirez profondément. A l'expiration, tournez lentement la tête vers la gauche et les pieds vers la droite.

* Allez jusqu'en limite de mobilité de la tête en vous aidant de la main droite.

Les yeux accompagnent la tête dans son déplacement tout en essayant de voir derrière.

* A l'inspir, relâchez la tension. Expirez en essayant de ramener la tête en position de départ mais en opposant avec la main une tension contraire.

* A la fin de l'expir, inspirez et ramenez la tête en position de départ.

* Expirez en tournant cette fois la tête à droite (C 5).

Vous ferez cet exercice une dizaine de fois en cas de blocage.

C 5

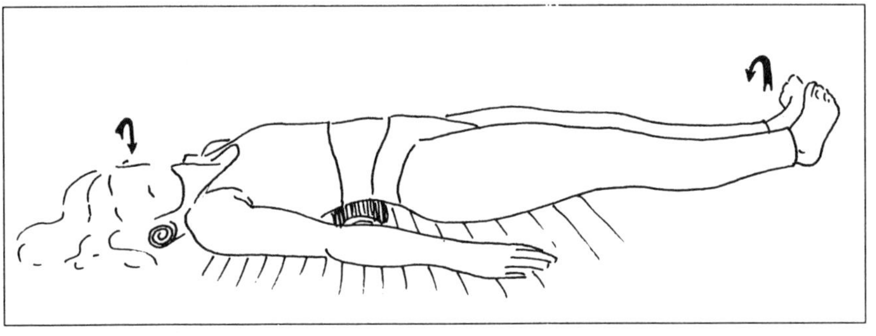

E) Pour toute douleur provoquée par une limite de mobilité en flexion/extension :

* Allongez-vous sur le dos, genoux repliés, pieds à plat au sol.

* Pliez une serviette et placez-la sous la tête. Celle-ci doit être plus ou moins épaisse en fonction de la localisation de la douleur.

. tête directement en contact avec le sol si vous avez des douleurs au niveau atlas/axis

. la serviette sera très épaisse si vous souffrez des dernières cervicales.

* A l'expir, baissez la tête sans la décoller du support. A l'inspir, relevez-la, celle-ci devant toujours rester contact avec le sol (C 6).

C 6

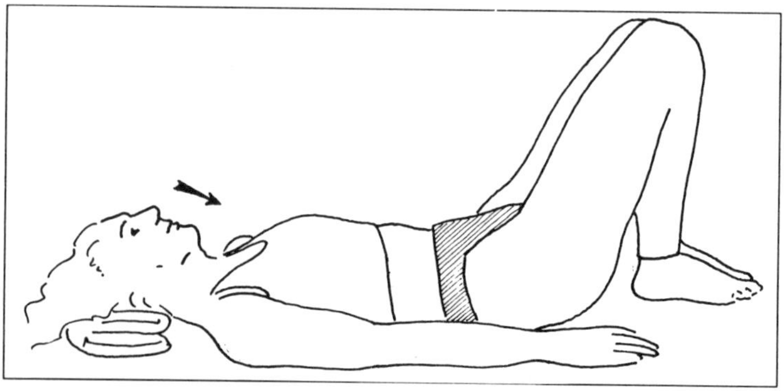

C 7

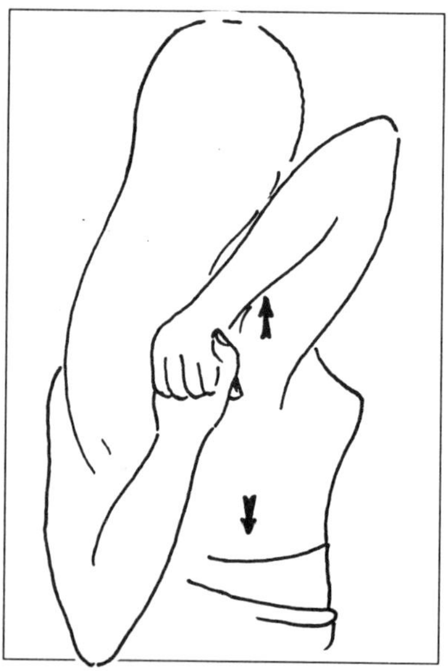

POUR TONIFIER VOS MUSCLES

F) Reprenez l'exercice **A)**

G) Pour rééquilibrer les trapèzes :

* Passez le bras droit par-dessus l'épaule droite et le bras gauche par dessous l'épaule gauche.

* Les doigts de la main droite viennent alors crocheter ceux de la

main gauche. Si cela vous est possible, aidez-vous d'une serviette plus ou moins longue suivant votre souplesse et dont vous saisirez les extrémités.

* Effectuez à l'expir de petits mouvements de traction (C 7).

* Changez la position des bras.

Faites chaque fois 10 étirements.

Cet exercice a pour but d'équilibrer la musculature cervicale.

H) Pour stimuler les muscles postérieurs du cou

* Asseyez-vous sur une chaise, dos croit.

Placez les mains en arrière sur le crâne et doigts croisés. Les pouces sont placés dans les trous de De Jearnette, sous l'écaille occipitale.

* A l'expir, tirez les bras en avant de façon à ce que la tête soit amenée sur la poitrine.

* Opposez une résistance avec le cou. Afin de ne pas solliciter une musculature plus basse, pensez à toujours garder le menton sur la pomme d'Adam (C 8).

Faites le même mouvement en projetant les bras en arrière.

C 8

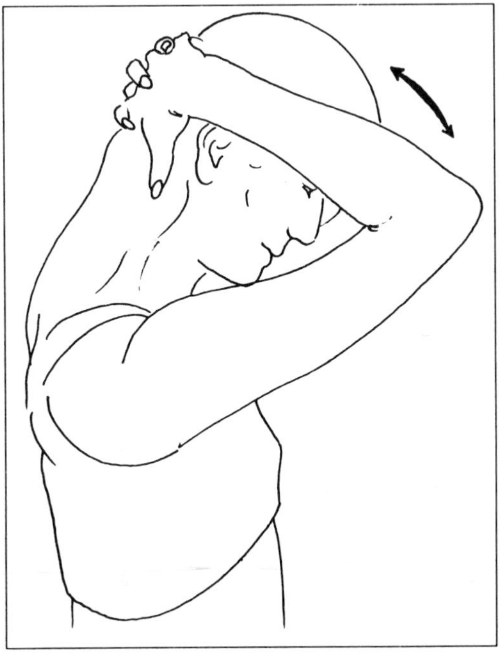

I) Pour stimuler les muscles antérieurs du cou :

* Fermez les poings, joignez-les et mettez-les en contact avec le menton, celui-ci étant pris par les pouces en dessous et par les index repliés sur la lèvre inférieure.

* Essayez avec les poings de renverser la tête en arrière. Opposez une résistance avec la tête.

* Pour la seconde partie de l'exercice, essayez de baisser la tête, en opposant à la tête une réaction venant des poings (C 9).

De la même façon, vous pouvez faire travailler la musculature cervicale en faisant des mouvements en flexion latérale ou en rotation et en opposant des résistances avec les mains.

C 9

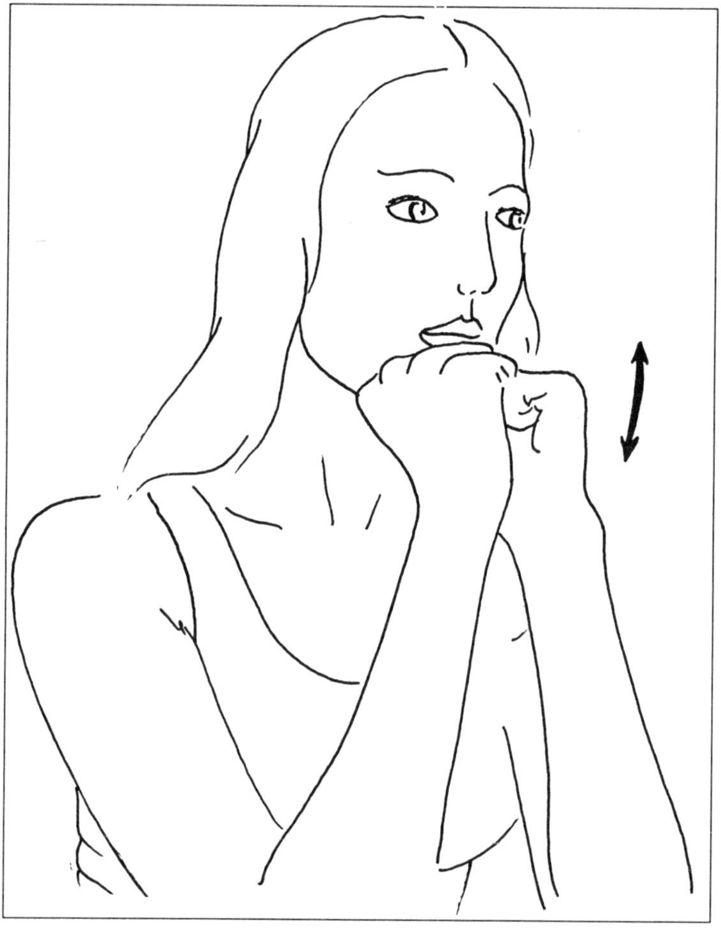

8 LES DORSALES

Soumis à de nombreuses tensions au cours de la journée, le dos fait très souvent souffrir que ce soit dans l'axe du rachis lui-même ou de part et d'autre de celui-ci :

- au niveau des trous de conjugaison à l'émergence des racines nerveuses
- dans les espaces intercostaux
- autour et sous les omoplates...

De nombreuses professions telles que secrétaires, écrivains, laborantins, dessinateurs, garagistes, conducteurs de taxis ou certaines activités quotidiennement répétées (laver la vaisselle, repasser, passer l'aspirateur, creuser, balayer...) entraînent une fatigue de la musculature dorsale, des tensions vertébrales anormales, une déformation en cônes *(fig. 21, 22,23 et 24, page 50)*, des disques intervertébraux.

Outre les douleurs ressenties, certains systèmes vitaux risquent d'en subir le contrecoup (système cardiaque, respiratoire, digestif, sanguin) et d'être perturbés dans leur fonctionnement.

N'oublions pas également que la colonne dorsale est en relation étroite avec les côtes.

Leur extrémité postérieure se divise en :

- tête de côte articulée avec deux vertèbres par des facettes articulaires *(fig. 25 et 26 page 51)*.
- une tubérosité articulaire

En avant, les côtes s'articulent avec le sternum, sauf les côtes flottantes (11ème et 12ème côtes) *(fig. 27 page 52)*.

Les côtes, sous l'effet de nombreuses tensions peuvent subir, elles aussi, des micro-luxations.

Les mouvements décrits pages 53 à 64, outre le fait qu'ils atténueront vos douleurs dorsales et assoupliront votre musculature, redonneront à vos côtes leur souplesse articulaire initiale.

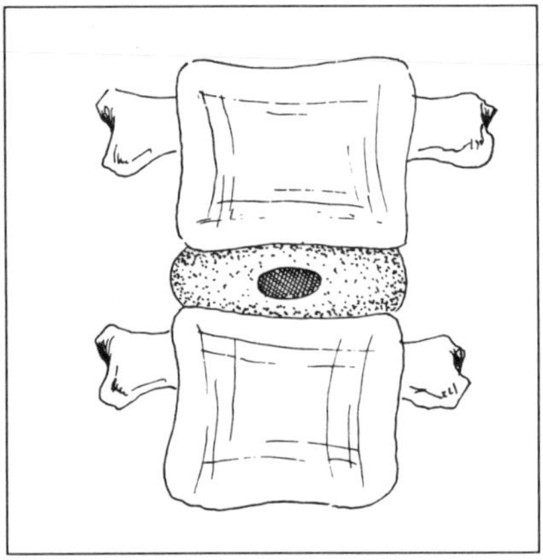

figure 21 : VERTÈBRE EN POSITION NORMALE

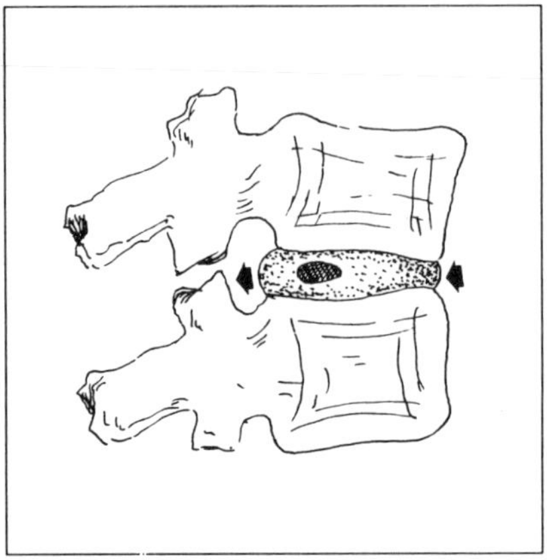

figure 22 : VERTÈBRE EN FLEXION

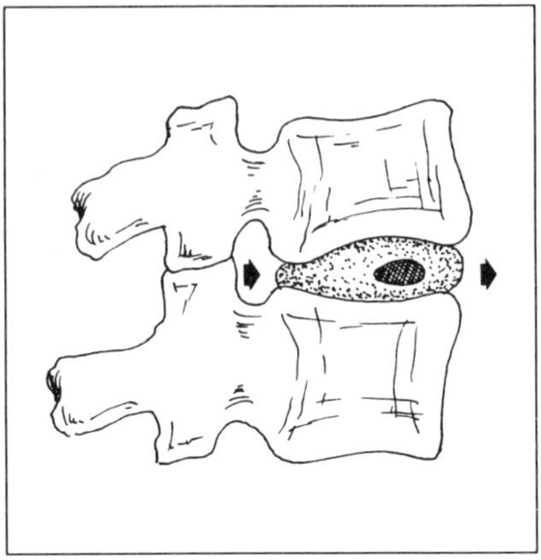

figure 23 : VERTÈBRE EN EXTENSION

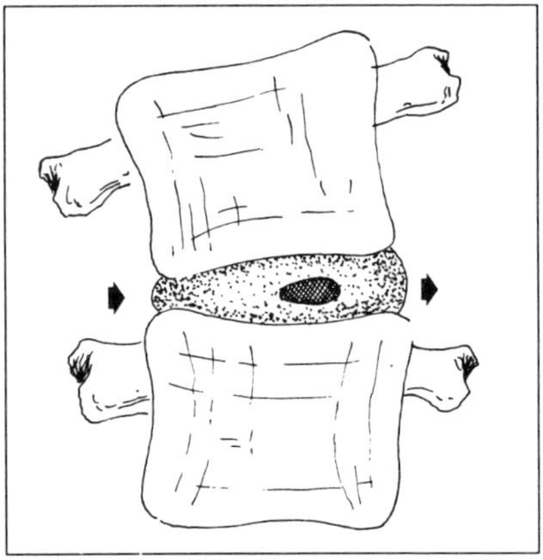

figure 24 : VERTÈBRE EN INCLINAISON DROITE

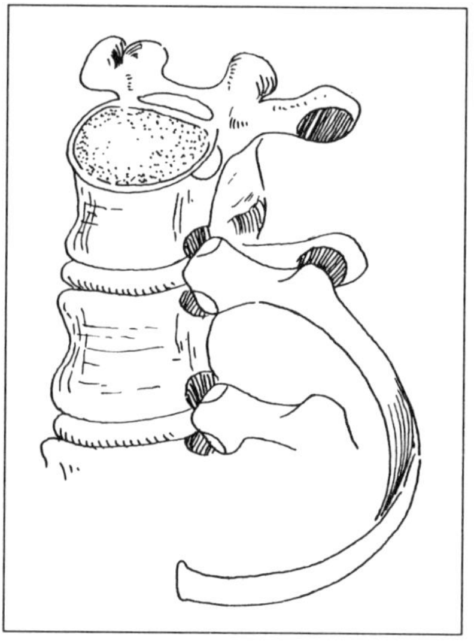

figure 25 : **ARTICULATION CÔTE-VERTÈBRE**

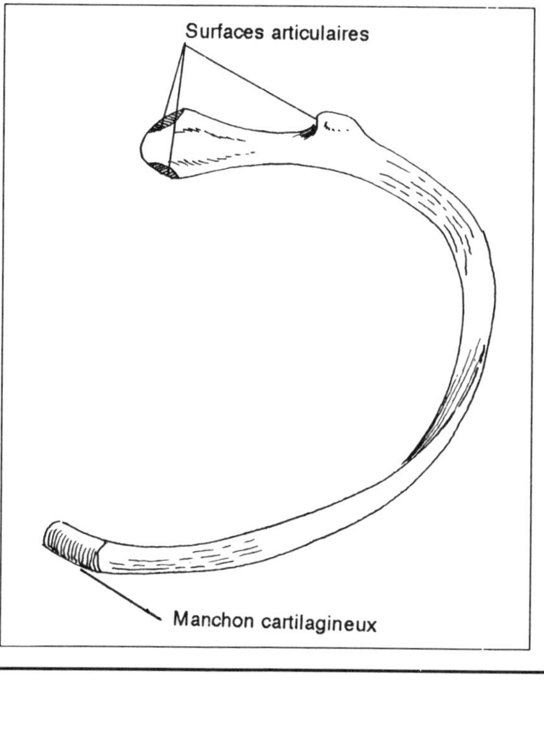

figure 26 :
UNE CÔTE

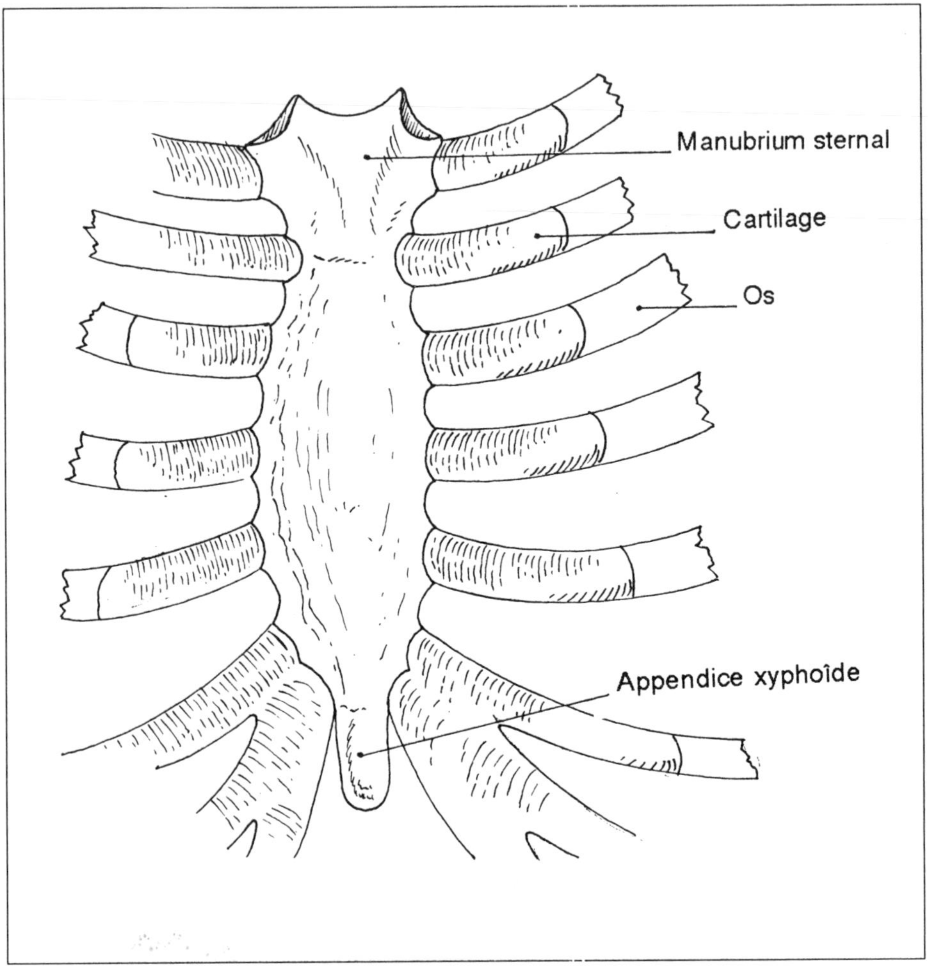

figure 27 : ARTICULATION CÔTE-STERNUM

EXERCICES PRÉLIMINAIRES

Là encore, avant d'entreprendre tout travail spécifique, pratiquons quelques exercices d'élongation ou d'étirement, de façon à décomprimer les espaces intervertébraux occupés par les disques et à solliciter les muscles érecteurs du rachis si peu habitués à travailler.

A) Allongez-vous sur le dos.

* Repliez le genou gauche de façon à l'amener sur la poitrine et rapprocher le pied des fesses.

* Levez le bras gauche et placez-le dans le prolongement du corps.

* A l'expir, étirez au maximum jambe droite et bras gauche.

* Relâchez, puis changez de côté.

Faites cet exercice une dizaine de fois (D 1).

D I

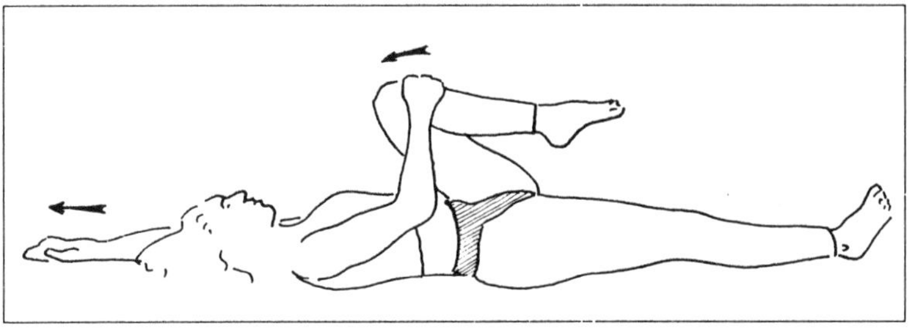

B) Allongez-vous sur le dos.

* Amenez votre genou droit sur la poitrine et maintenez-le en place à l'aide de vos deux mains.

* Levez la jambe gauche et amenez-la à 90°.

* A l'expir, étirez au maximum la jambe gauche comme si vous vouliez toucher le plafond. Inclinez les doigts de pied vers vous. Etirez également le cou ou amenez la tête en contact du genou plié.

* Inspirez, revenez et recommencez.

Vous effectuerez cet exercice 5 à 6 fois de chaque côté (D 2).

D 2

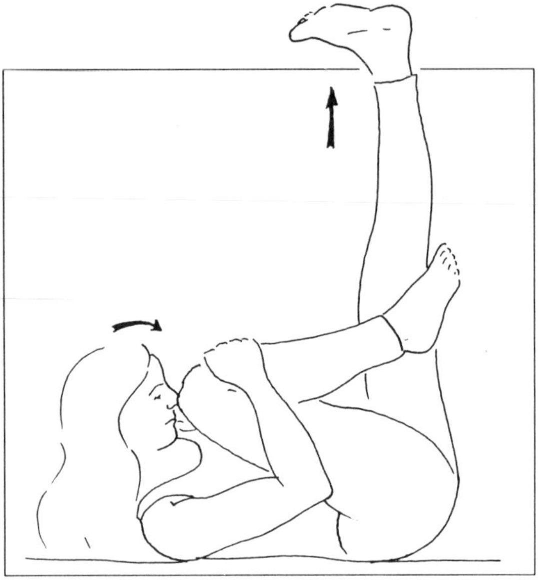

C) Mettez-vous debout bien droit, bras le long du corps.

* Baissez-vous doucement sur les mollets en gardant le buste droit. Amenez les bras horizontalement et tendez-les.

* Penchez-vous en avant et mettez vous à quatre pattes.

* Dépliez vos jambes de façon à avancer en prenant appui sur les mains et les pieds.

* Faites quelques pas puis revenez à la position initiale.

Refaites l'exercice 6 à 10 fois (D 3).

D 3

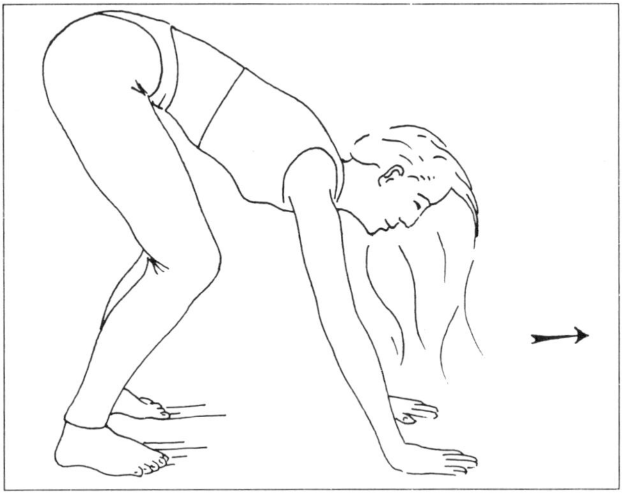

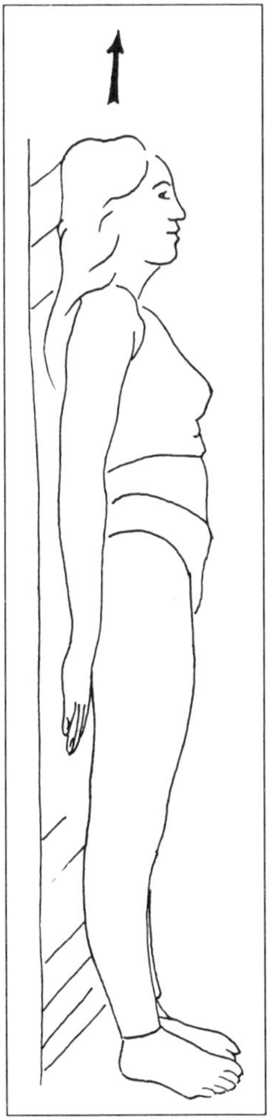

D) Mettez-vous debout bien droit, dos au mur.

* Veillez à ce que talons, fessiers et tête soient en contact avec le mur.

*A l'expir, essayez avec la tête de toucher le plafond en conservant les points de contact décrits ci-dessus.

* Décontractez-vous à l'inspir puis recommencez.

A faire une dizaine de fois (D 4).

D 4

E) Mettez vous à genoux, assis (e) sur les talons.

* Tout doucement faites glisser vos bras devant vous, le front vient en contact du sol.

* A l'expir, tendez les bras et la tête au maximum.

* Inspirez en relâchant les tensions puis recommencez.

A faire 5 à 6 fois pour soulager la colonne vertébrale haute et les épaules (D 5).

D 5

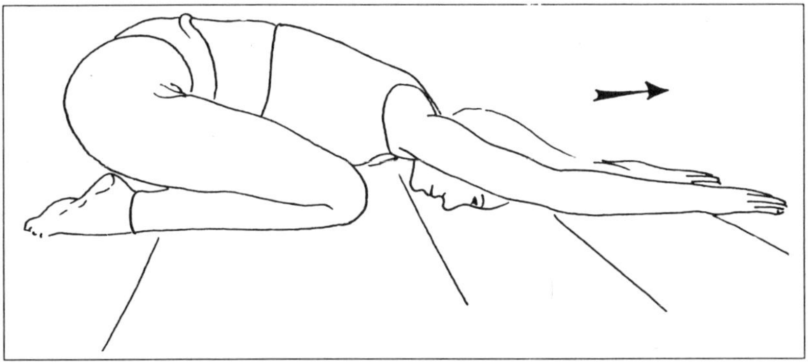

F) Même position de départ que l'exercice E.

* Remontez les fesses pendant que vous allongez les bras en les écartant l'un de l'autre.

* La poitrine se rapproche du sol et vous relevez légèrement la tête.

* A l'expir tendez vos bras.

* Revenez à l'inspir puis recommencez.

A faire 5 fois.

Cet exercice agit plutôt sur le bas du dos (D 6).

D 6

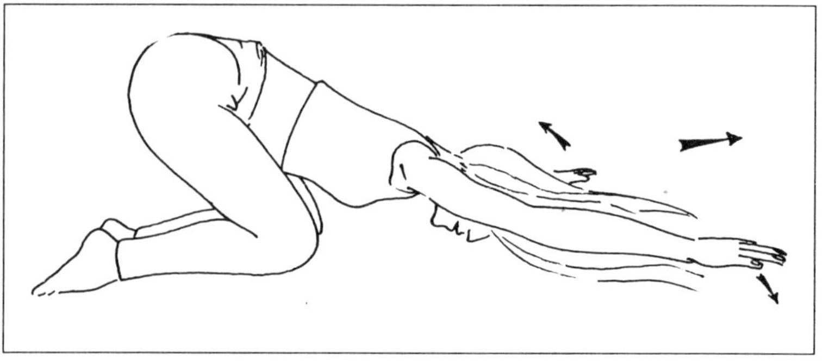

D 7

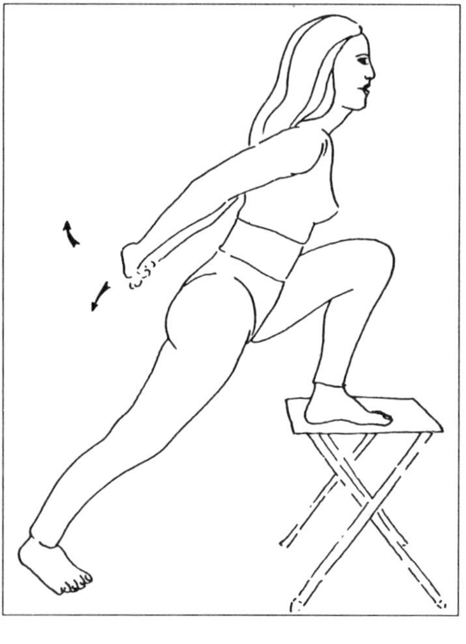

G) Faites une fente, pied droit en avant, jambe gauche en arrière.

* Mettez votre pied gauche sur un tabouret.

* Amenez vos deux mains derrière le dos et croisez les doigts.

* En orientant les paumes vers l'arrière, tirez sur vos bras en les remontant légèrement vers le haut à l'expir.

* Détendez-vous à l'inspir puis refaites l'exercice en changeant de pied.

A faire une dizaine de fois pour étirer la zone dorsale supérieure (D 7).

H) Pour détendre l'ensemble de la colonne

* Mettez-vous à quatre pattes, fesses et têtes relevées.

D 8

* A l'expir, baissez la tête et arquez votre dos en serrant les fesses.

* Inspirez en relachant toutes les tensions.

Refaites cet exercice dix fois (D8).

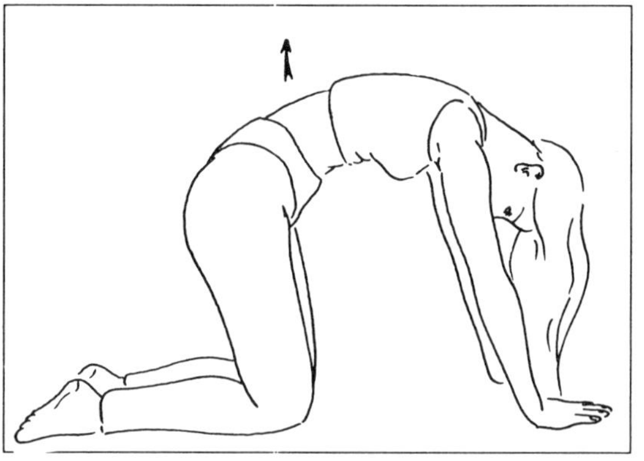

EXERCICES ANTI-DOULEURS

I) Asseyez-vous sur un tabouret dos bien droit.

* Placez sous vos pieds un petit tabouret ou appuyez-les sur le barreau d'une chaise.

D 9

* Mettez vos bras dans le dos et joignez les mains.

* Remontez doucement vos bras à l'expir.

* Relâchez à l'inspir puis recommencez une dizaine de fois.

Si la douleur siège au niveau du rachis dorsal supérieur, baissez la tête au maximum à l'expir (D 9).

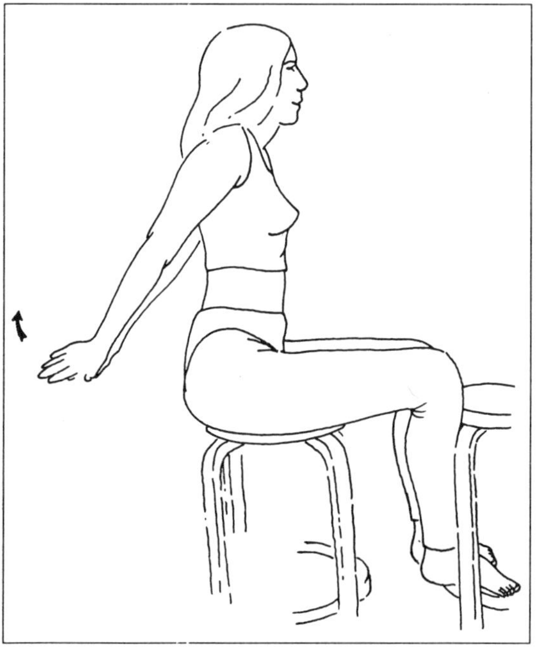

J) Allongez-vous sur le dos et placez sous le segment dorsal douloureux une serviette éponge roulée.

* Repliez les genoux, pieds bien à plat au sol.

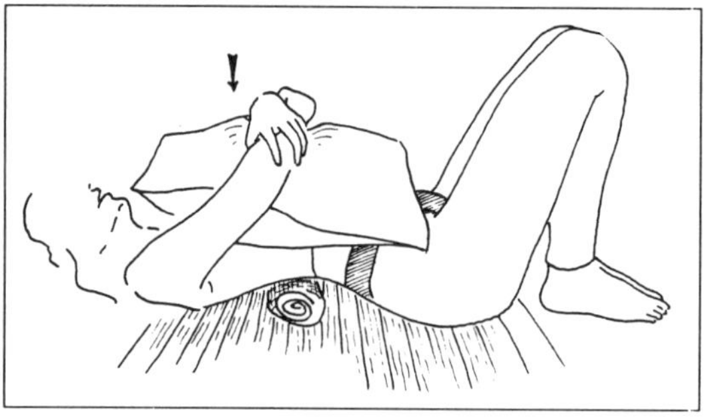

D 10

* Mettez un coussin épais sur votre poitrine et enserrez-le avec vos bras.

* Expirez doucement puis à l'inspir, serrez le coussin sur votre poitrine en vous opposant à l'ouverture du grill costal.

Votre respiration se fait alors au niveau des dorsales.

* A l'inspir, relâchez les tensions, puis recommencez cinq à six fois ou plus suivant l'intensité de la douleur (D 10).

K) Allongez-vous sur un lit d'une place ou sur une table, le côté droit bien au bord du lit.

* Levez légèrement la jambe gauche et faites-la passer par-dessus la jambe droite. Elle doit pendre dans le vide.

D 11

* Dans le même temps, tournez lentement la tête vers la gauche.

* Accentuez la rotation de la tête en vous aidant de la main droite. La main gauche saisit le côté gauche du lit pour vous éviter de tomber.

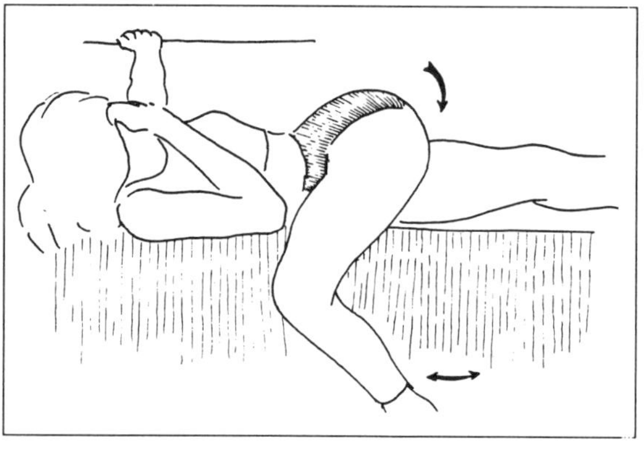

* Accentuez les mouvements à l'expir. Pendant cette phase de la respiration, faites glisser votre jambe gauche le long du lit, vers votre tête.

* Détendez-vous à l'inspir.

Faites cet exercice une dizaine de fois (D 11).

L) Allongez-vous sur le dos, bras en croix.

* Repliez la jambe droite et placez le pied dans le creux poplité de la jambe gauche.

* Inspirez profondément puis expirez lentement en tournant votre jambe droite vers la gauche et votre tête vers la droite.

* Accentuez le mouvement de la jambe avec la main gauche et celui de la tête avec la main droite.

* Inspirez et détendez-vous.

Faites cet exercice cinq à six fois (D 12).

D 12

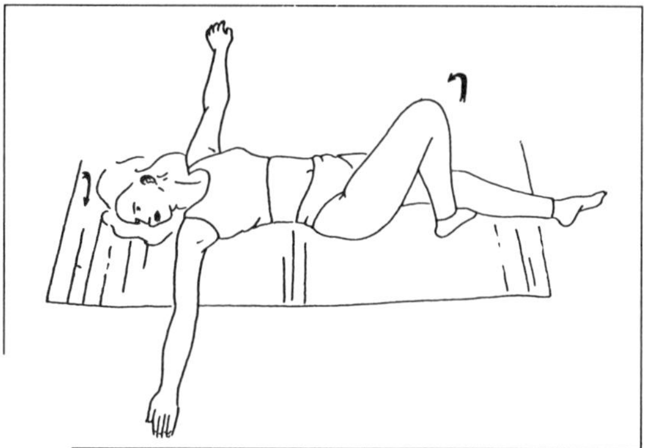

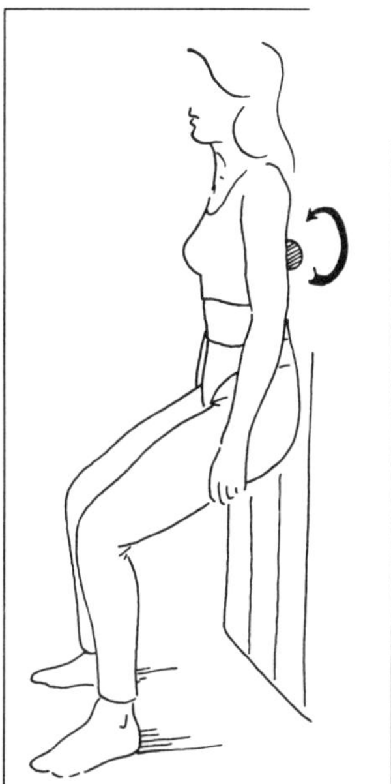

M) Pour combattre les douleurs intercostales

* Prévoyez pour cet exercice une balle de tennis ou une balle très dure de 3 à 4 cm de diamètre.

* Allongez-vous sur le dos ou, si vous désirez rester debout, pieds éloignés de 30 cm du mur et légèrement écartés.

* Placez la balle à l'endroit douloureux puis faites de petits mouvements de bas en haut ou de gauche à droite pour mobiliser la balle (D 13).

D 13

N) Si la douleur provient d'une limite de mobilité d'une côte par rapport aux dorsales correspondantes.

* Choisissez l'arête d'un mur pour y appuyer la zone douloureuse (sur le côté de la colonne vertébrale). Les pieds sont écartés et éloignés du mur.

* A l'expir, tendez vos bras en avant et essayez d'aller le plus loin possible (D 14a).

* Dans la même position faites à l'expir le même mouvement vers le haut, vers l'arrière puis vers le bas (D 14b).

* A chaque fois essayez "d'allonger" vos bras au maximum.

* Détendez-vous lors des inspirations.

Faites ce cycle de quatre mouvements plusieurs fois.

D 14a

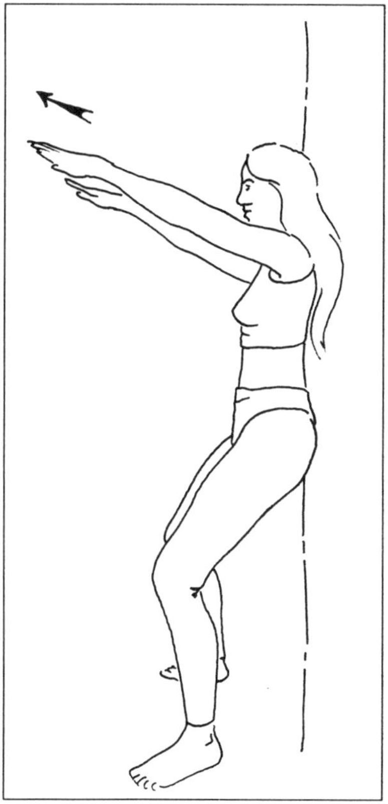

D 14b

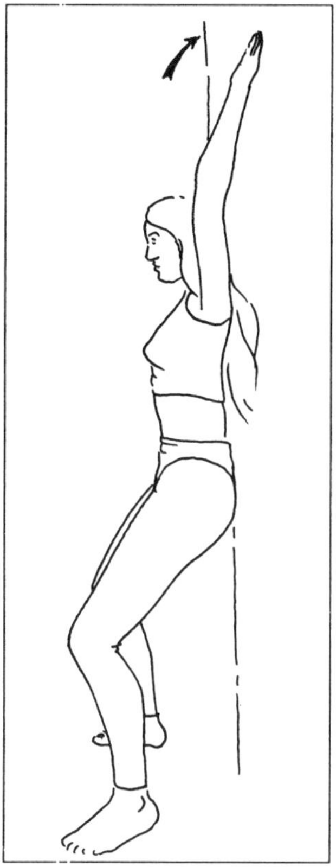

O) Si vous souffrez d'un blocage siègeant au niveau dorsal haut.

* Asseyez-vous sur un tabouret, dos bien droit.

* Mettez vos bras dans le dos et croisez vos doigts.

* A l'expir, remontez doucement vos bras et baissez la tête.

* En fin de mouvement, juste avant de reprendre votre inspiration, forcez légèrement en montant les bras et en baissant la tête par un petit coup sec (à ne pas faire si vous souffrez d'arthrose).

A refaire au moins quatre fois de suite (D 15).

D 15

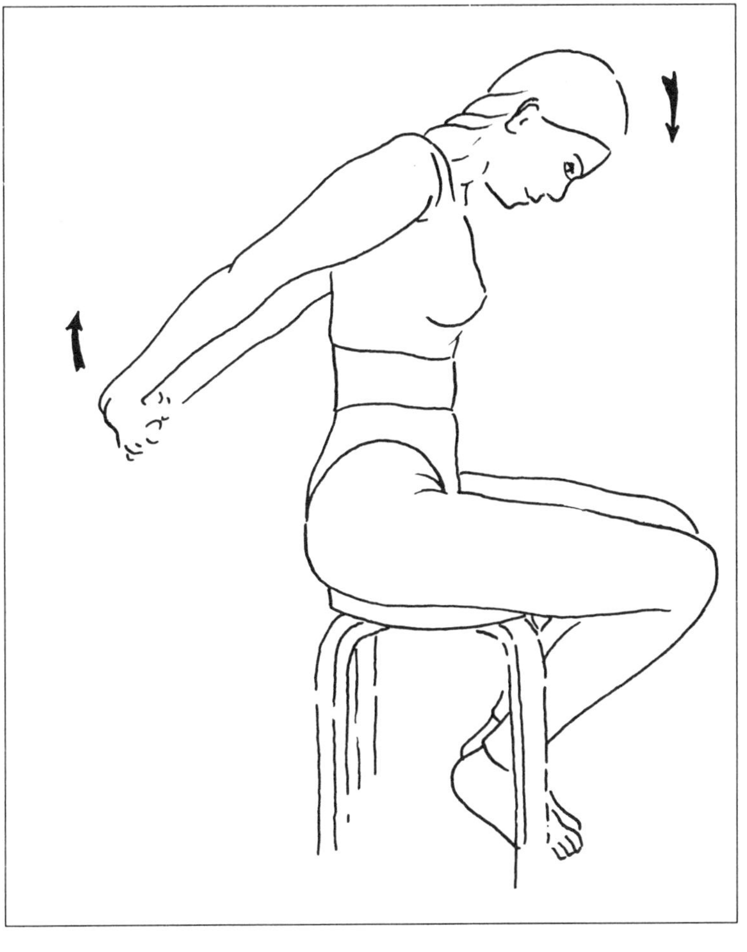

POUR TONIFIER VOS MUSCLES

P) LES MUSCLES DES FLANCS

* Mettez-vous debout jambes écartées, un peu plus que de la largeur des épaules.

* Fléchissez les genoux et prenez appui, juste au dessus de ceux-ci, avec la paume des mains (les pouces vers l'intérieur) et en vous penchant légèrement sur les cuisses (D 16a).

* A l'expir, poussez en force sur les cuisses.

Compliquez l'exercice en projetant le bassin en arrière ainsi que le cou et la tête (D 16b), puis en décambrant le bassin par un retour en avant. Au cours de ce dernier mouvement, baissez la tête et le cou.

* Inspirez puis recommencez .

D 16a

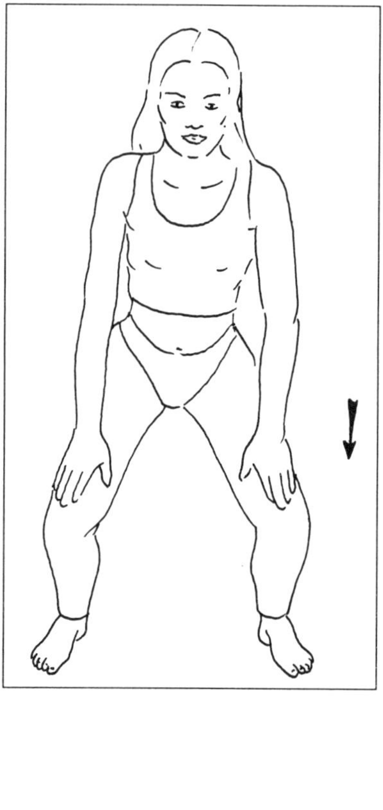

D 16b

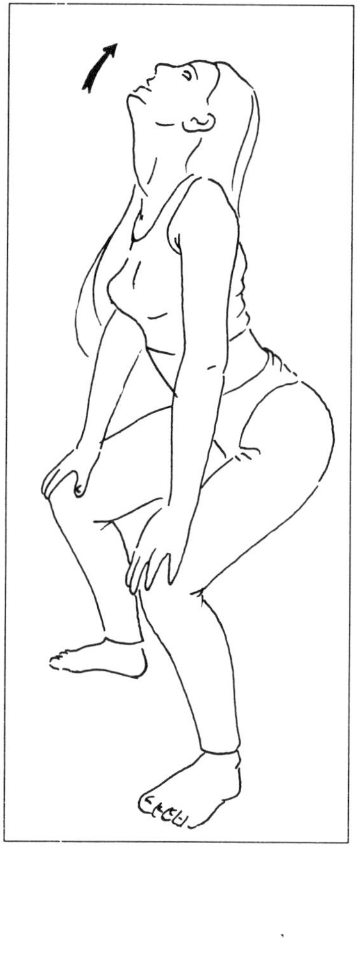

Q) LES PECTORAUX

D 17

*** Asseyez-vous sur un tabouret.**

* Pliez les coudes et amenez les paumes des mains l'une contre l'autre.

* Exercez à l'expiration une pression des mains l'une contre l'autre.

* Inspirez en relâchant puis refaites l'exercice.

A faire quinze à vingt fois (D 17).

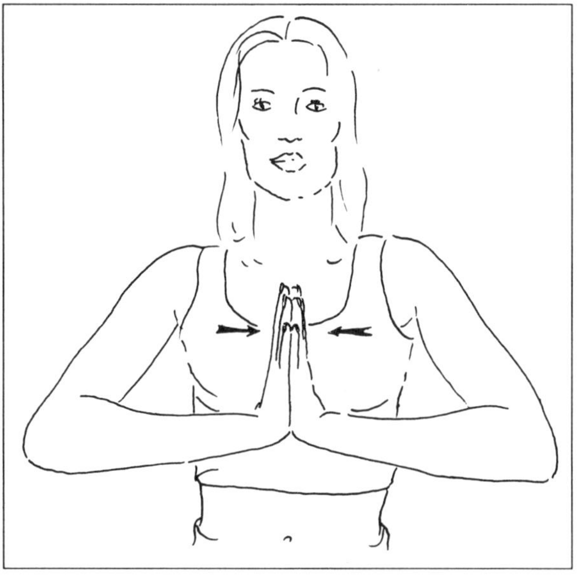

R) LES MUSCLES DU DOS

D 18

1) Debout dos bien droit, pieds écartés et jambes légèrement fléchies.

* Accrochez devant vous un tendeur en son milieu puis saisissez les extrémités avec vos mains. Les longueurs de part et d'autre du point d'ancrage sont identiques.

* Inspirez lentement et profondément, puis expirez en tirant sur l'élastique. Les coudes pliés sont parallèles au sol et projetés en arrière.

* Relâchez puis recommencez.

A faire dix à quinze fois (D 18).

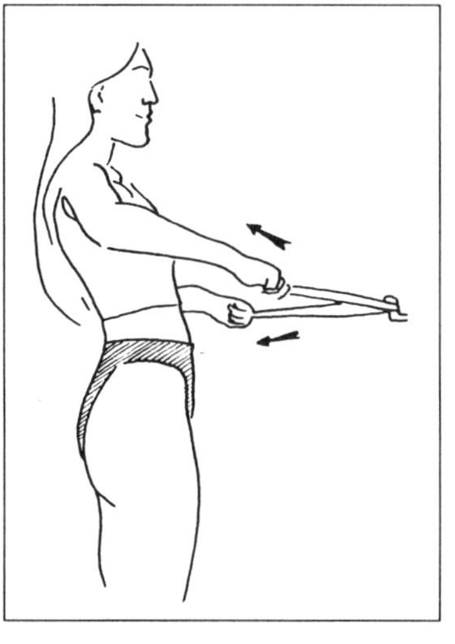

D19

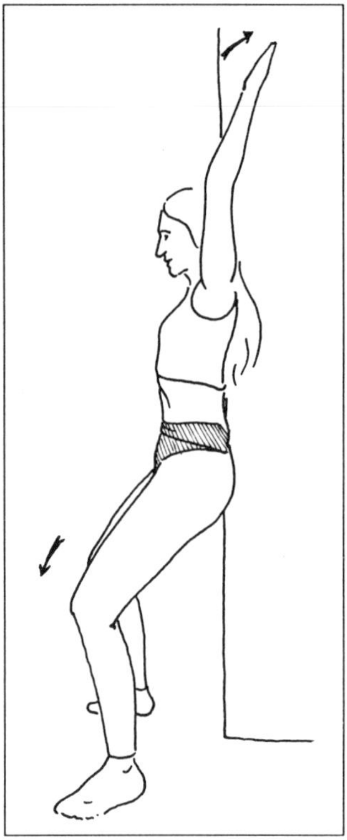

2) Mettez vous debout le dos contre le chambranle d'une porte. Les pieds sont écartés de 30 cm et éloignés du mur de 30 cm également.

* A l'inspir, levez les bras au-dessus de la tête et amenez-les en arrière le plus loin possible.

* A l'expir, ramenez les bras doucement en avant en vous y opposant et en les forçant à revenir en arrière.

* Au fur et à mesure vous sentirez votre mouvement acquérir une plus grande amplitude.

A faire pendant un cycle d'une dizaine de respirations (D 19).

3) Mettez-vous à plat ventre, un petit coussin sous l'abdomen.

* Prenez dans chaque main une petite haltère et placez vos bras en croix.

* Expirez puis doucement, à l'inspir, levez les bras. Faites-leur faire de petits mouvements d'avant en arrière et de bas en haut.

* Expirez en ramenant les bras au sol.

A faire une dizaine de fois.

Au fur et à mesure, vous pourrez utiliser des haltères plus lourdes. (D 20)

D 20

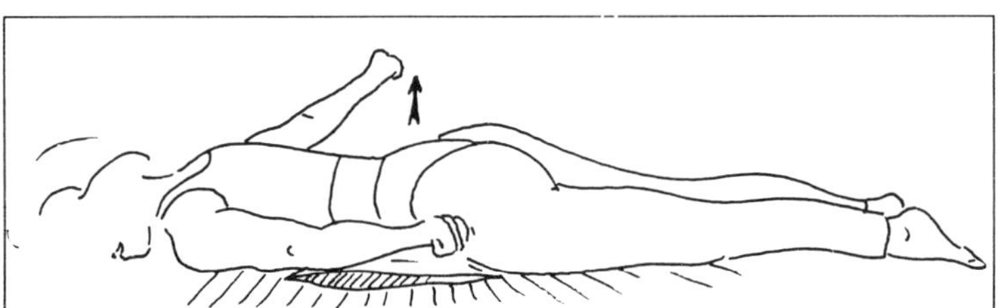

9 LES LOMBAIRES

Nous devons considérer la région lombaire (dans laquelle nous incluons sacrum et iliaques) comme une zone de grande faiblesse surtout lorsque la musculature dorsale manque de tonicité.

De par sa courbure naturelle, elle ne doit pas être sollicitée sans un minimum de précautions.

Veillez à agir de façon préventive. Toute douleur, si minime soit-elle, joue le rôle de sonnette d'alarme. A vous, par les exercices que nous décrivons ci-après, de supprimer cette sonnette et d'éviter ainsi d'éventuelles complications (lumbago, sciatique, hernie discale) aux douleurs bien souvent handicapantes.

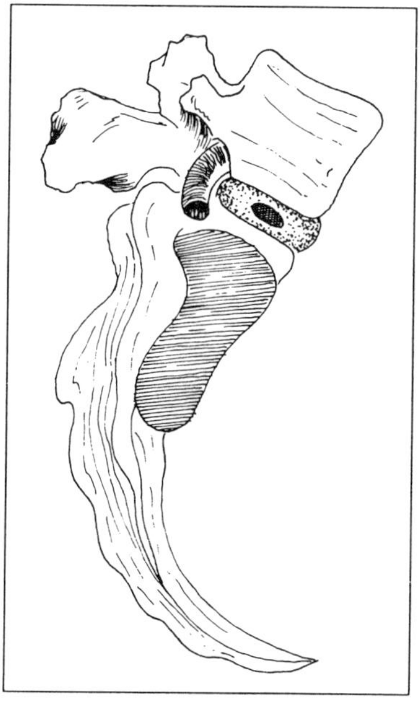

figure 28 : ARTICULATION L 5 / SACRUM

Si le mal est fait, ces mêmes exercices vous soulagerons et réduiront les éventuelles luxations.

La colonne lombaire, concave en arrière, se compose de cinq vertèbres séparées par des disques épais. La cinquième lombaire s'articule avec le sacrum (Fig. 28, 29 et 30), pièce osseuse constituée des cinq vertèbres sacrées soudées.

Triangulaire, pointe en bas, le sacrum est relié aux iliaques par les facettes auriculaires, ou auricules, situées sur les ailerons sacrés.

Par rapport aux iliaques, le sacrum peut basculer en avant et en bas : c'est la nutation. Le mouvement inverse caractérise la contre-nutation. Ces deux mouvements modifient les diamètres des détroits supérieurs et inférieurs du bassin.

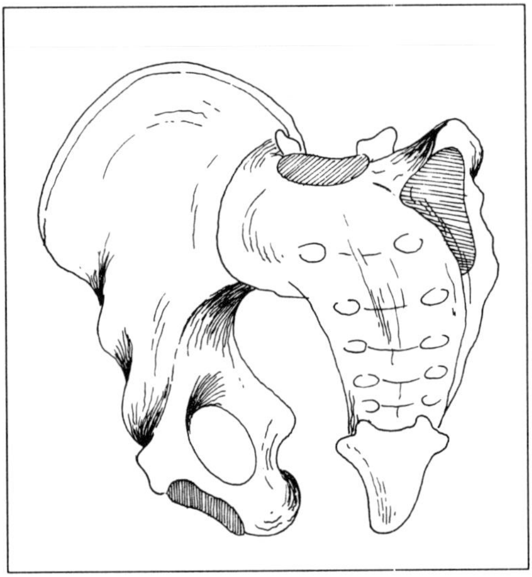

figure 29 : ARTICULATION SACRUM / ILIAQUE

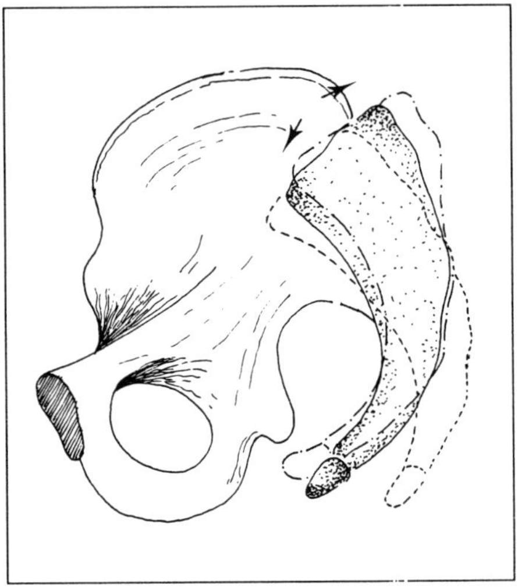

figure 30 : MOUVEMENTS DU SACRUM

EXERCICES PRÉLIMINAIRES

A) Pour assouplir et rééquilibrer le bassin

* Prenez la position de la fente d'escrimeur, jambe droite en avant.

* Penchez le buste en avant sur la cuisse droite parallèle au sol, pied droit bien à plat.

* Equilibrez-vous avec les deux mains placées de part et d'autre de la jambe droite.

L I

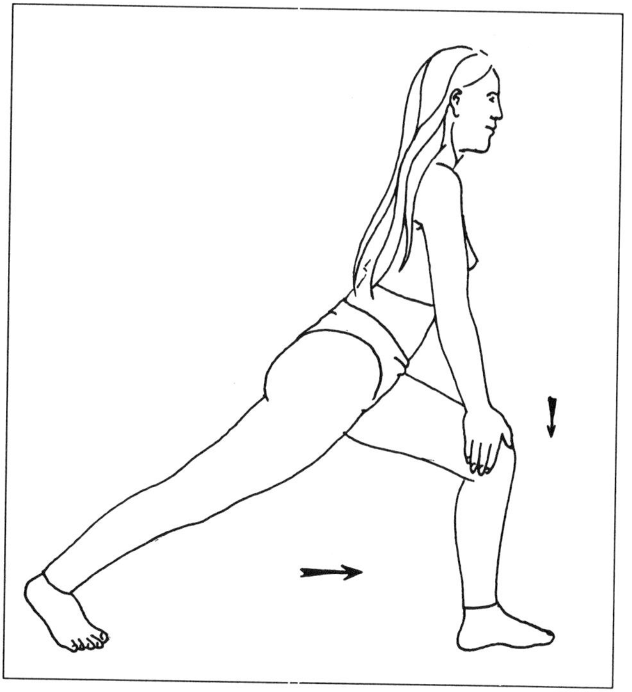

* Allongez la jambe gauche en arrière. L'appui se fait sur les doigts de pied tournés vers l'avant, le talon restant en l'air.

* Doucement, placez les deux mains sur la cuisse droite puis redressez-vous doucement en tendant les bras. La cuisse droite ne doit pas changer de position.

* Le genou de la jambe gauche se plie automatiquement. Essayez de le tendre au maximum.

* Il en résulte une tension dans l'aine. Gardez alors la position en comptant jusqu'à 10. Relâchez puis recommencez.

Ce mouvement détend le Psoas Iliaque et les ligaments ilio-fémoraux de Bertin et pubo-fémoraux (L1).

Un psoas spasmé peut provoquer une douleur en coup de poignard assez semblable à celle de l'appendicite.

Un psoas spasmé (court) et un ligament de Bertin contracté (court) provoquent une bascule du bassin vers l'avant et donc une courbure lombaire à la fois inesthétique et pathologique.

Faites le même exercice avec la jambe gauche en avant.

B) Allongez-vous sur le dos, jambes dans le prolongement du corps.

* Pliez la jambe droite. Placez le pied droit à gauche de la jambe gauche puis laisser le genou droit basculer vers la droite.

* Pour une plus grande amplitude du mouvement, immobilisez le pied avec la main gauche.

Tout en favorisant avec la main droite la bascule du genou droit, à l'expir.

* Relâchez et recommencez.

A faire dix fois (L 2).

L 2

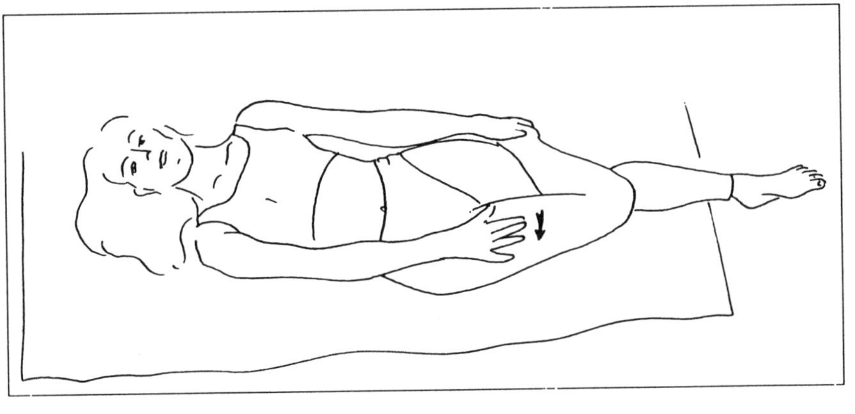

C) Prenez un tabouret et posez-y le pied droit.

* Portez tout le poids du corps sur la cuisse droite et tendez en arrière la jambe gauche.

* Inspirez.

* A l'expir, décollez le pied gauche du sol en le tendant vers l'arrière.

* Conservez la posture quelques secondes puis revenez à la position initiale, pied gauche au sol

Recommencez l'exercice plusieurs fois puis intervertir les positions des jambes. (L 3)

L 3

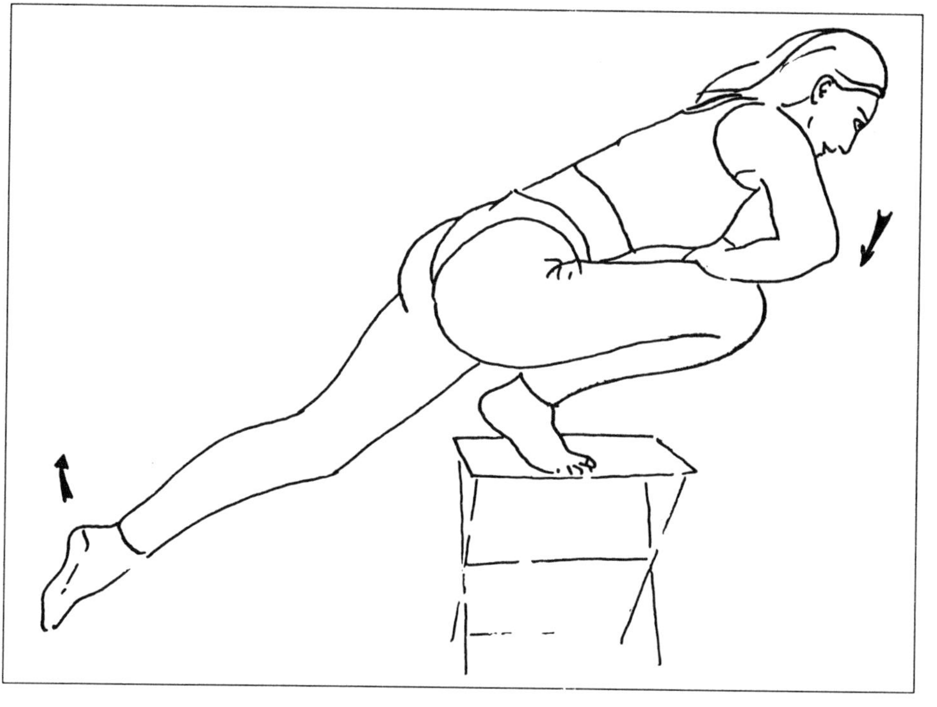

D) Couchez-vous sur le dos, tête au sol, genoux fléchis et retenus par les mains.

* A l'expir, amenez les genoux sur la poitrine.

* Relâchez à l'inspir puis recommencez.

A faire dix fois (L 4).

L 4

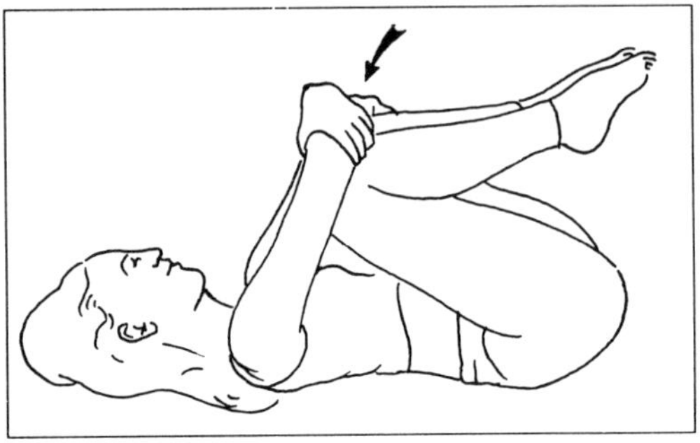

E) Exercice anti-pesanteur

Idéal pour la colonne lombaire comme pour le reste du rachis, cet exercice se pratique sur un plan incliné et permet d'étirer en douceur l'ensemble ligamentaire et musculaire du dos. Il permet de décomprimer les disques intervertébraux et évite les descentes d'organes.

* Faites réaliser une planche solide avec en bout un système permettant de bloquer les pieds ou achetez une table antipesanteur.

* Au début, ne dépassez pas une inclinaison de 30 %. Placez si vous ressentez quelque douleur une serviette roulée sous la nuque, les reins et les genoux.

* Gardez la position de 15 à 20 minutes.

* Au fur et à mesure, inclinez davantage la table pour atteindre une inclinaison de 70° ou plus (L 5).

L 5

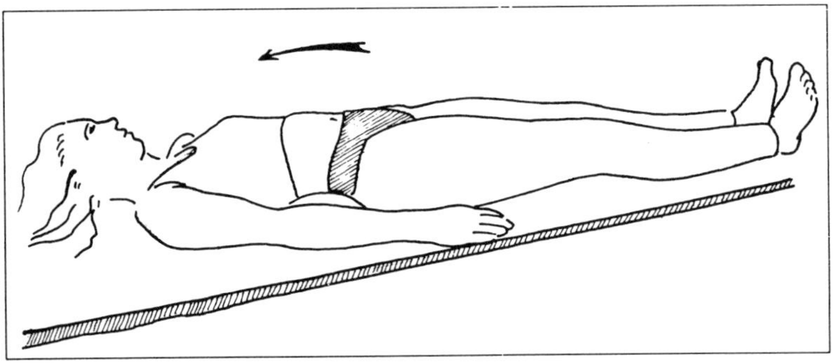

EXERCICES ANTI-DOULEURS

Après avoir redonné à votre bassin toute sa mobilité, choisissez en fonction de la localisation de vos douleurs un ou plusieurs exercices décrits ci-dessous.

F) si une douleur apparaît au niveau du sacrum

* Allongez-vous sur le dos, genoux repliés, pieds posés à plat.
* Placez un ballon entre les genoux.
* Inspirez puis expirez lentement en serrant les genoux (L 6a).

Faites cet exercice quatre ou cinq fois.

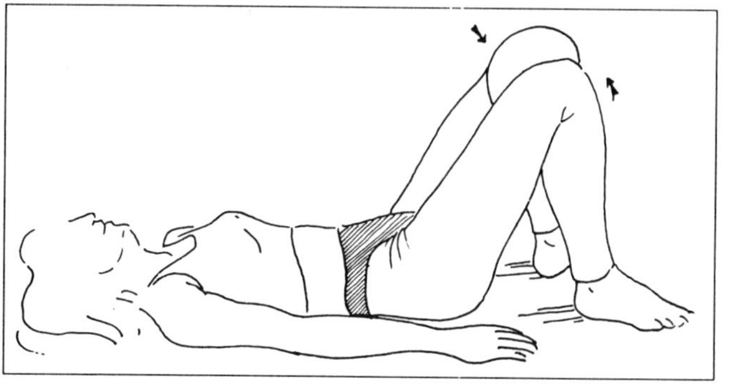

L 6a

Pour la seconde partie de l'exercice

* Supprimez le ballon et entourez les genoux avec une ceinture.
* Inspirez puis expirez lentement en écartant les genoux en forçant.
* Revenez à l'inspiration puis recommencez plusieurs fois (L 6b).

L 6b

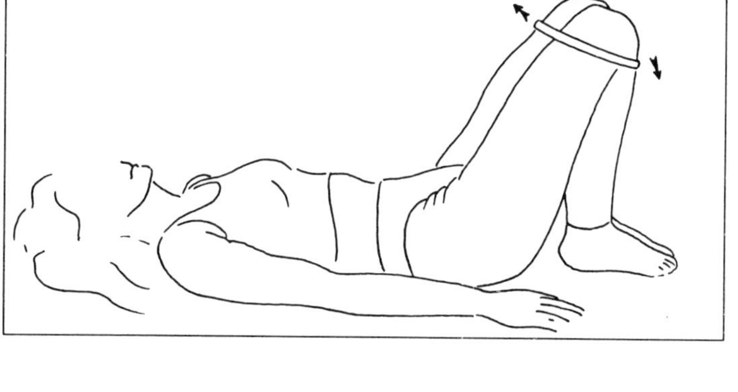

G) En cas de douleur dans les fesses

* Asseyez-vous au sol. Repliez la jambe du côté douloureux. Placez le pied de la jambe pliée de l'autre côté de la jambe allongée et bloquez cette jambe avec le bras situé de même côté que la jambe allongée.

* Tendez l'autre bras en le plaçant derrière le torse, mains à plat au sol.

Inspirez puis à l'expir, essayez de ramener le genou plié.

Refaites l'exercice plusieurs fois.

Vous pouvez également faire cet exercice en plaçant sous la fesse douloureuse une petite balle très dure que vous mobiliserez doucement

L 7

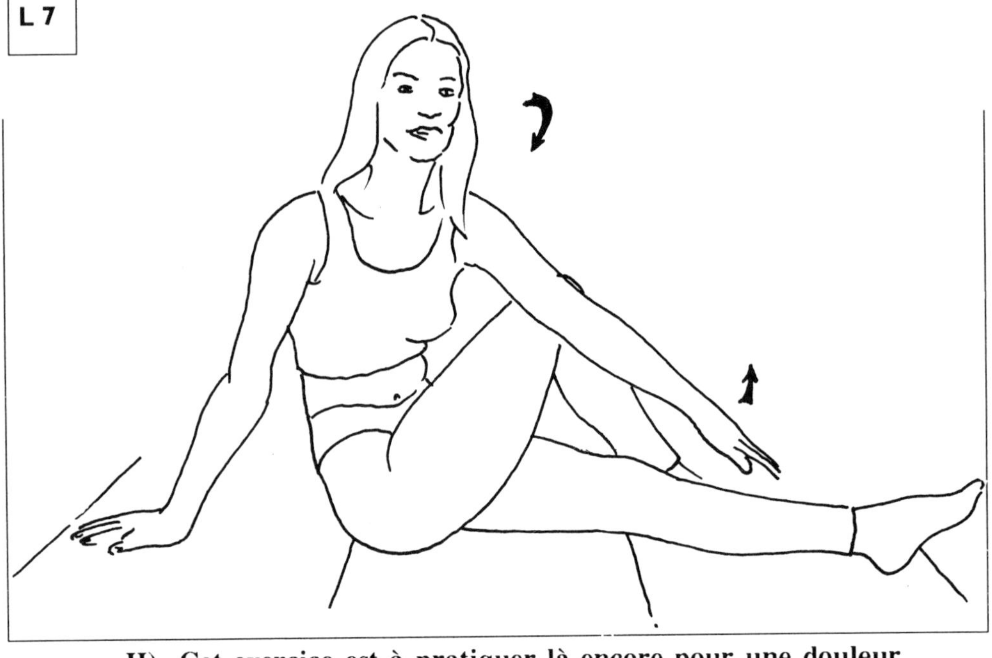

H) Cet exercice est à pratiquer là encore pour une douleur siègeant au niveau du sacrum.

* Allongez-vous sur le dos et placez sous la pointe du sacrum une serviette éponge épaisse pliée en huit.

* Dans un premier temps, levez les jambes à la verticale et à l'expir, écartez les jambes au maximum (L 8a).

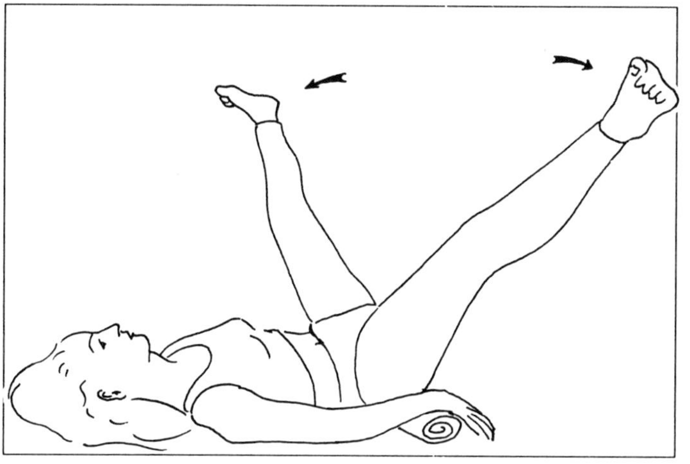

L 8a

*** Faites deux ou trois respirations en maintenant la position.**

La seconde partie du mouvement consiste à croiser les jambes, celles-ci étant toujours perpendiculaires au sol (L8b).

Les tensions seront maximum à l'expir et la position sera maintenue pendant deux ou trois respirations.

Enfin pliez les genoux et exécutez avec ceux-ci quelques mouvements de rotation vers la gauche puis vers la droite.

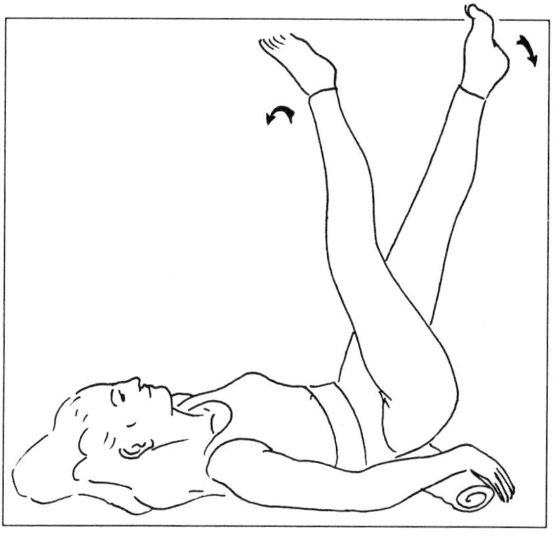

L 8b

I) Pour éliminer une douleur localisée à la fesse

* Asseyez-vous, mettez le pied droit sur le genou gauche puis entourez le genou droit avec vos bras.

* Inspirez puis à l'expir, faites un petit mouvement de torsion pour aller toucher le genou droit avec l'épaule gauche.

* Gardez la position pendant quatre respirations.

* Détendez-vous puis recommencez (L 9).

L 9

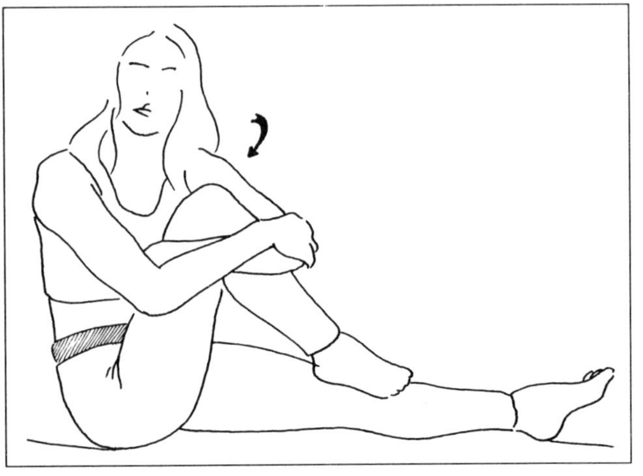

J) Pour des douleurs identiques à celles de l'exercice précédent, voici une série de petits exercices à effectuer dans votre bain. Celui-ci sera bien chaud de façon à faciliter la décontraction musculaire.

* Asseyez-vous dans votre baignoire, bien adossé et genoux pliés. A l'expir, relevez les genoux sur la poitrine en vous aidant de vos bras. Faites cet exercice une dizaine de fois.

* Relevez les jambes le plus haut possible puis croisez-les en accentuant le mouvement à l'expir.

A faire dix fois.

K) Pour combattre une douleur localisée à la charnière L5/ sacrum

* Allongez-vous sur le dos et placez une serviette roulée juste au niveau de L5.

* Repliez les genoux et à l'aide des bras amenez-les sur la poitrine.

* Pendant quelques respirations, faites quelques mouvements de balancier de la droite vers la gauche puis d'avant en arrière.

* Ensuite, inspirez puis à l'expir, tirez les genoux au maximum sur la poitrine de façon à décoller les fesses du sol.

* Relâchez à l'inspir puis recommencez (L 10).

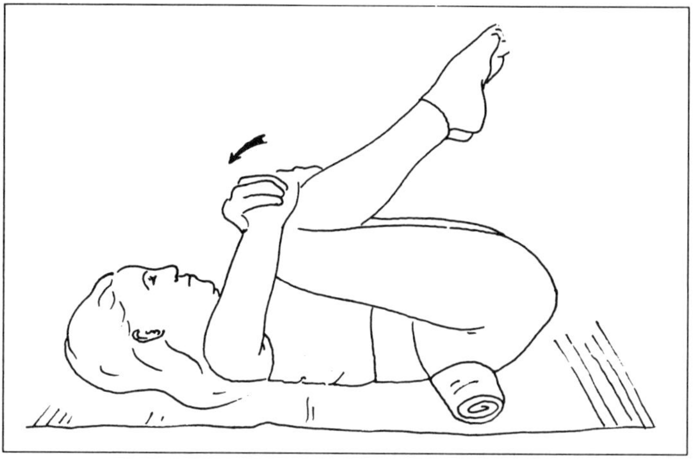

L 10

POUR TONIFIER VOS MUSCLES

L) Allongez-vous sur le sol, genoux repliés, talons près des fesses, bras le long du corps, paumes des mains au sol.

* Inspirez lentement puis à l'expir, décollez doucement les fesses du sol.

* Gardez la position pendant quatre respirations puis relâchez les tensions.

A faire cinq à dix fois (L 11).

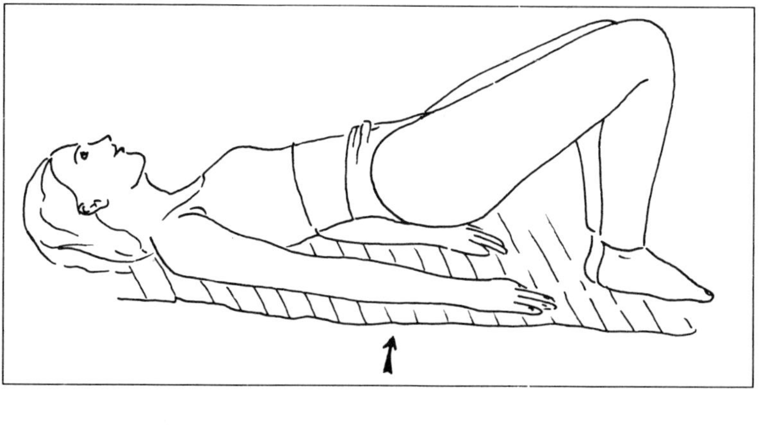

L 11

M) Allongez-vous sur le sol, bras en croix et paumes des mains au sol.

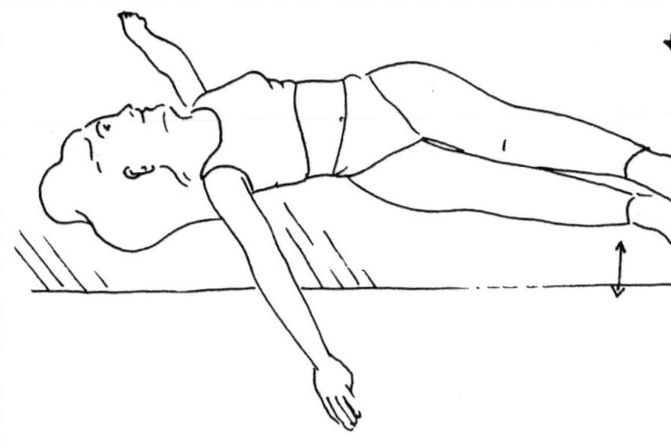

L 12

* Levez lentement les jambes à la verticale.

* A l'expir, descendez-les lentement vers la droite et arrêtez-les à 25 cm environ du sol.

* Tenez la position deux respirations pour remonter à l'inspir.

* Recommencez de l'autre côté (L 12).

A faire 10 fois de chaque côté.

N) Pour stimuler les muscles abdominaux et éviter une ptose des organes

* Couchez-vous sur le dos et pliez les genoux, pieds bien à plat au sol.

* Placez-vous mains derrière la nuque, doigts croisés.

* A l'expir, amenez en contact genou droit, coude gauche et maintenez la position prendant trois respirations.

* Revenez et faites le même mouvement en amenant en contact genou gauche et coude droit.

A faire dix fois de chaque côté (L 13).

L 13

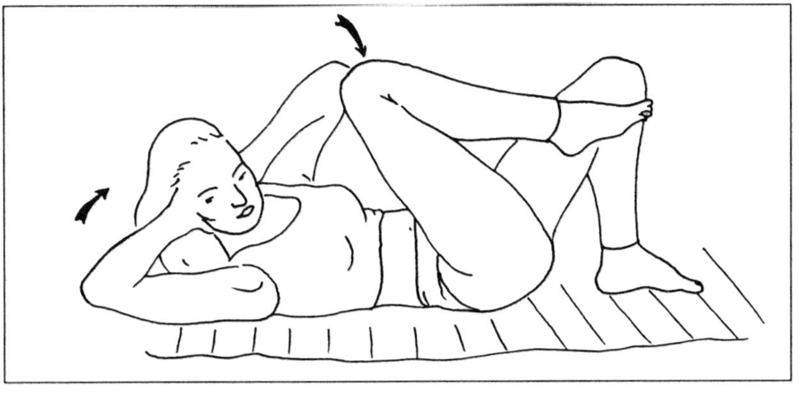

O) Pour tonifier le carré des lombes

* Allongez-vous à plat ventre en bloquant vos pieds sous une armoire.

* Croisez les mains derrière la tête.

* A l'inspir relevez doucement les bras et la tête. Le mouvement doit avoir une faible amplitude. Ne forcez pas.

* Expirez puis recommencez (L 14).

A faire 10 à 15 fois.

L 14

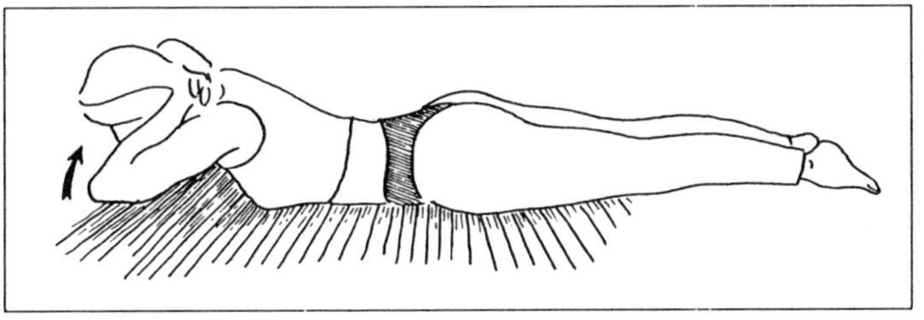

L 15

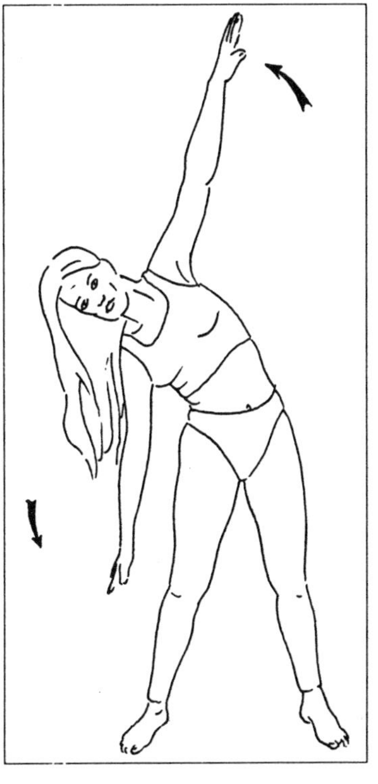

POUR TERMINER LA SÉANCE

P) Mettez-vous debout, jambes écartées, pieds tournés vers l'extérieur.

* A l'inspir, amenez les bras en croix.

* A l'expir, penchez-vous sur le côté, les bras suivant le mouvement du corps. Le bras droit vient toucher le pied et le gauche est tendu vers le ciel.

* Revenez à l'inspir puis exécutez le mouvement sur la gauche.

A faire cinq à six fois de chaque côté. Vous pouvez aussi conserver la position pendant trois ou quatre respirations (L 15).

10 GENOUX, COUDES, ÉPAULES

LE GENOU

Le genou comme les autres articulations, peut être le siège d'une luxation. Il devient alors difficile de s'appuyer sur celui-ci, la position debout et la marche s'accompagnent de douleurs plus ou moins intenses.

Voici un exercice très simple à réaliser pour redonner au genou sa mobilité.

A) Allongez-vous sur le sol.

* Pliez la jambe dont le genou est douloureux.

* Placez une serviette roulée dans le creux poplité.

* Avec les mains, enserrez les chevilles, puis à l'expir, exercez une traction vers le bas (G 1)

A faire cinq à six fois.

G 1

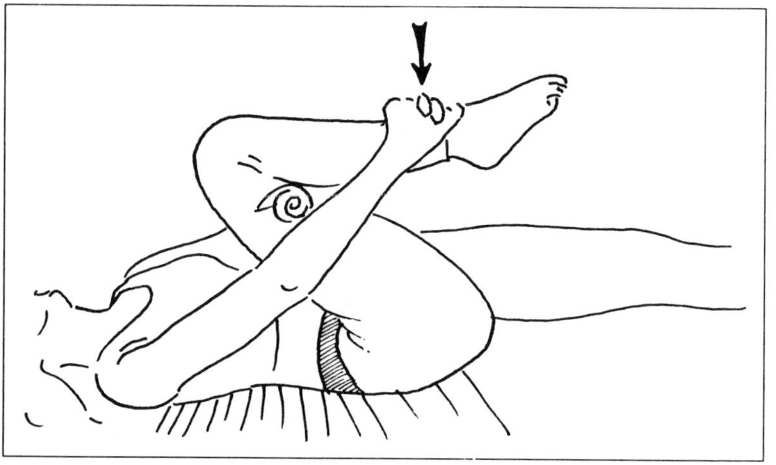

B) Pour tonifier les muscles du genou :

* Mettez-vous bien droit, bras le long du corps, jambes l'une contre l'autre et cou en double menton.

* Baissez-vous légèrement en fléchissant les genoux et en tendant les bras à l'horizontale.

* Conservez la position pendant 4 à 5 respirations, puis doucement levez-vous en essayant de toucher le ciel avec les mains. Accentuez le mouvement en vous mettant sur la pointe des pieds.

* Relâchez en laissant les bras retomber mollement (G 2).

Recommencez une dizaine de fois.

G 2

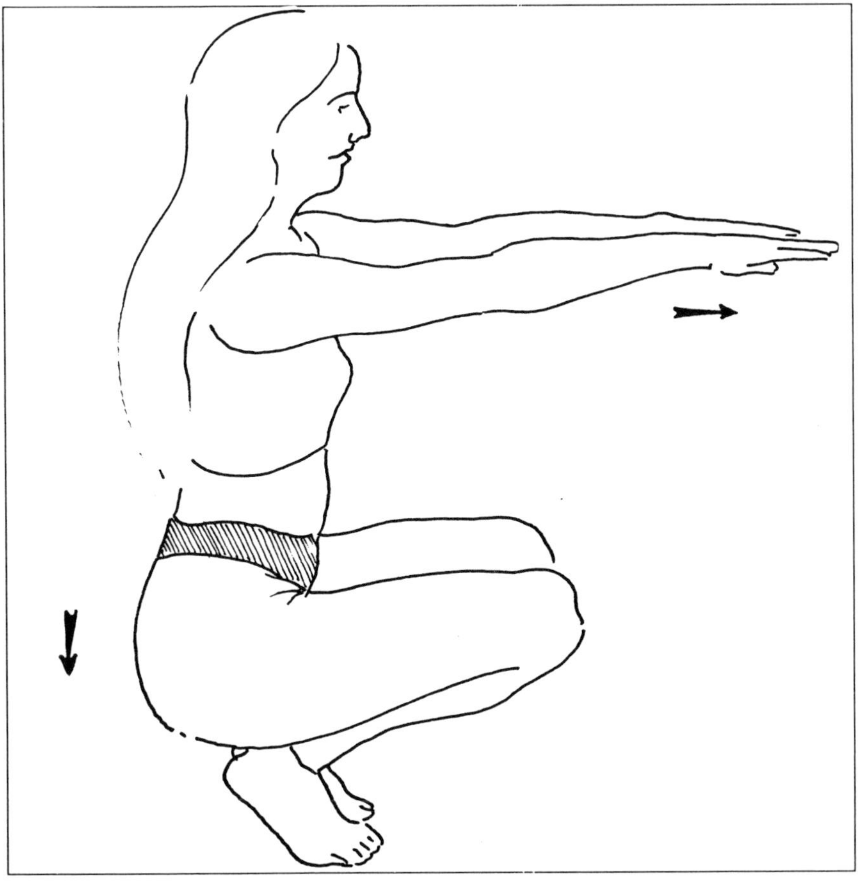

C) Asseyez-vous dos bien droit et allongez votre jambe droite à l'horizontale, le pied reposant sur un tabouret.

* Placez autour de votre cheville un bracelet haltère et relevez doucement votre jambe.

* Maintenez la position pendant quelques respirations puis reposez (G 3).

Faites cet exercice dix fois de chaque côté.

G 3

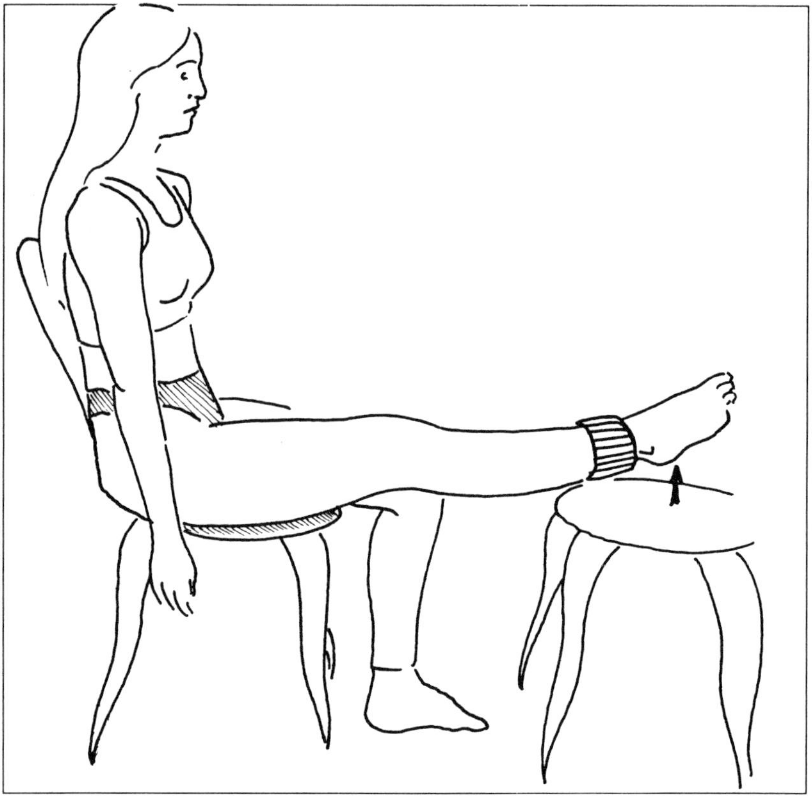

LE COUDE

En dehors du fait qu'une douleur du coude puisse avoir comme origine un problème cervical, vous pourrez assouplir l'articulation douloureuse par un exercice peu différent de celui utilisé pour le genou.

* Asseyez-vous dos bien droit.

* Placez dans le pli du coude une serviette roulée puis enserrez le poignet du coude replié avec l'autre main.

* A l'expiration, pliez le coude en forçant doucement.

* Relâchez puis recommencez (Co 1).

Faites ce mouvement plusieurs fois afin de bien assouplir l'articulation.

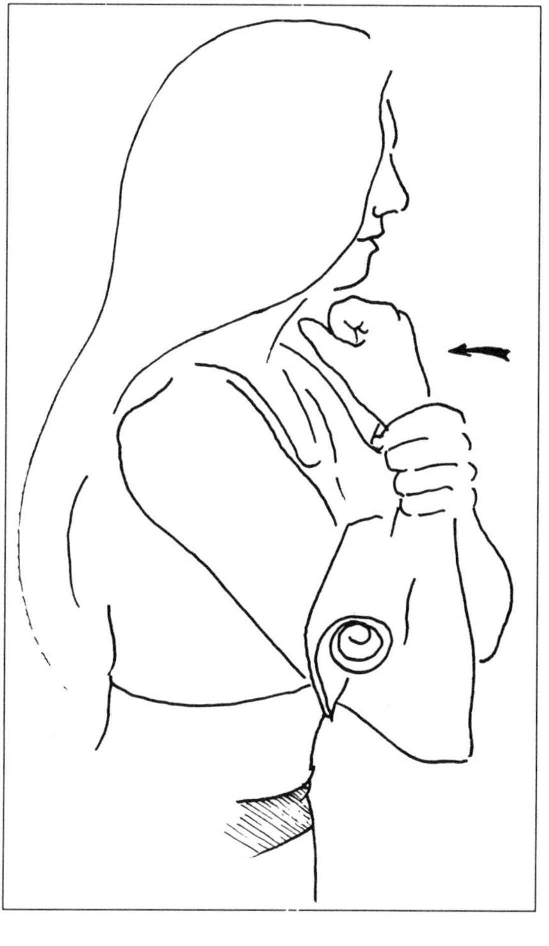

Co I

- Contre le *Tennis Elbow*

Encore appelé épicondylite, le Tennis Elbow est une inflammation des tendons dont l'insertion se situe sur l'épicondyle (apophyse de l'extrémité inférieure de l'humérus).

Cette inflammation, très courante, atteint toutes les professions demandant de répéter très souvent les mouvements de rotation et de prono-supination de l'avant-bras.

L'épicondylite fait suite à des micro-traumatismes répétitifs et apparaît ainsi le plus souvent chez les mécaniciens, charpentiers, manœuvres, peintres en bâtiment, barmen, électriciens, chauffeurs et bien sûr chez les escrimeurs, joueurs de golf et de tennis.

Mais attention, chez ces derniers l'épicondyle est le reflet d'une mauvaise technique. Un bon joueur ne souffre jamais de ce type d'inflammation. Comment y remédier ?

Te 1

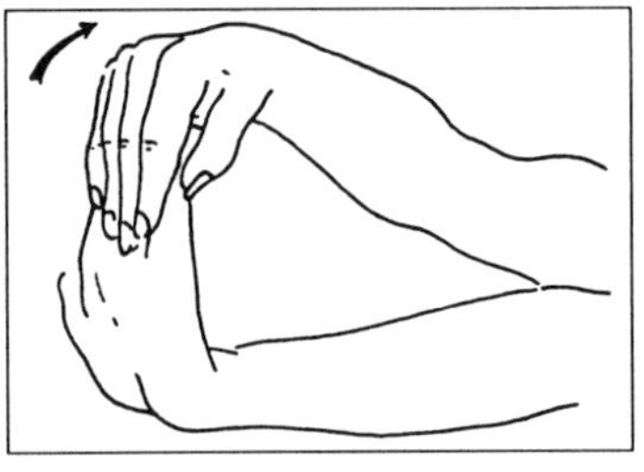

Te 2

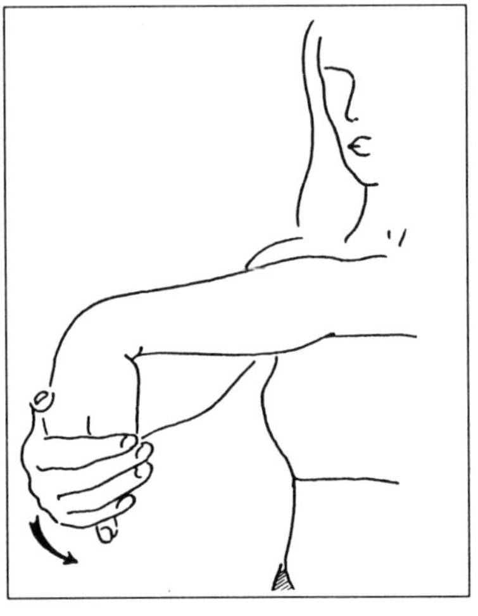

Les deux mouvements ci-dessous vont étirer muscles et tendons. La douleur devrait vite disparaître.

A) Tendez la main du bras douloureux vers le haut, paume tournée vers l'extérieur.

* Etirez doucement cette main vers l'arrière au moyen de votre autre main (Te 1).

B) Même exercice avec la main tournée vers le bas, paume vers l'intérieur.

Avec votre autre main, pliez-la vers l'intérieur en tirant doucement vers le bas (Te 2).

LES ÉPAULES

Une luxation de l'épaule peut ne provoquer qu'une douleur passagère tant cette articulation n'est aujourd'hui que peu sollicitée.

Pour mettre en évidence un tel déplacement, allongez-vous sur le dos et tendez les bras au-dessus de votre tête, dans le prolongement du corps.

Si un des bras ne peut être mis en contact avec le sol, il y a luxation de ce côté.

Pour la réduire, faites ces quelques exercices :

A) Placez la main correspondant à l'épaule luxée derrière la nuque.

* Bloquez le coude de ce bras au niveau d'un angle de mur et effectuez une légère rotation du torse à l'expir (E 1).

Faites deux ou trois mouvements.

E I

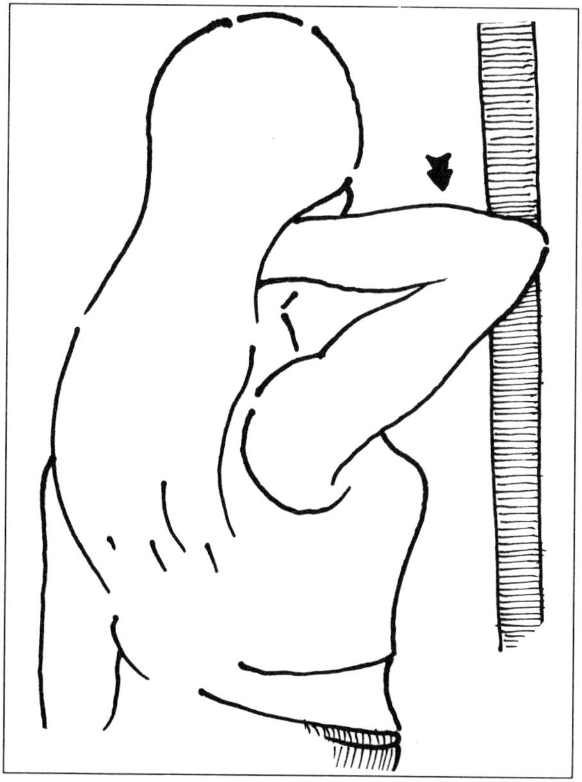

E 2

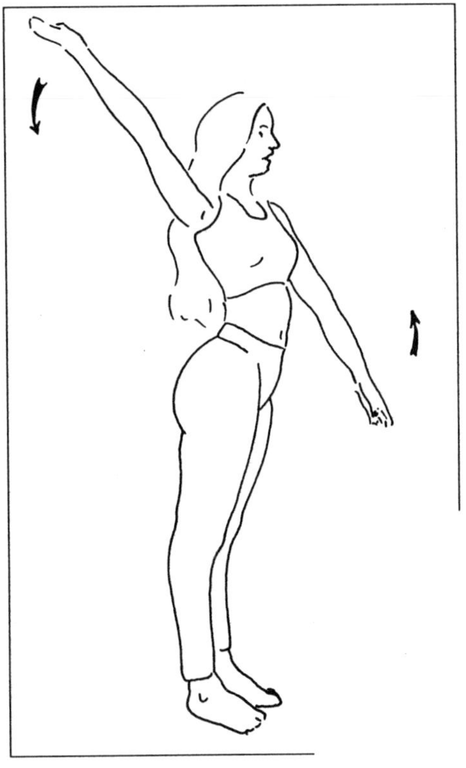

B) Debout, jambes légèrement écartées, faites des mouvements de crawl en arrière. Attention à ce que les deux bras soient bien opposés (E 2).

E 3

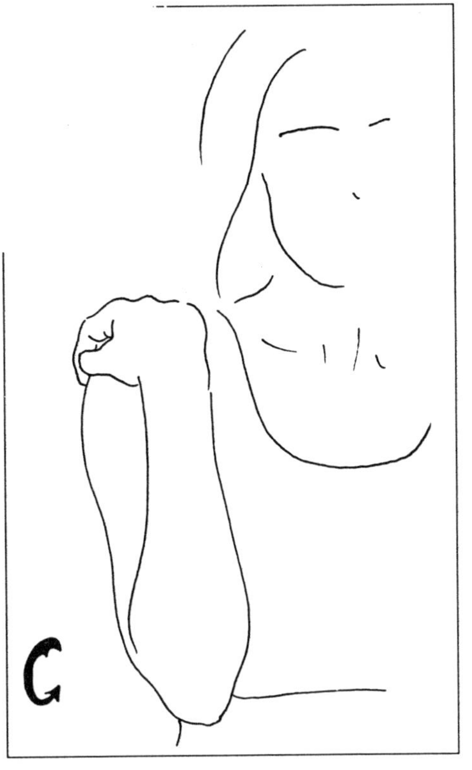

C) Placez la main du côté douloureux sur l'épaule.

* Le coude bien replié, effectuez des mouvements de rotation d'abord vers l'avant (10), puis vers l'arrière (10) (E 3).

D) Roulez une serviette et mettez-la dans le pli de l'épaule.

* Avec la main de l'autre bras, saisissez le bras douloureux au-dessus de l'articulation du coude.

* A l'expiration, effectuez une traction sur le bras souffrant en l'amenant devant vous (E 4).

A faire plusieurs fois.

E 4

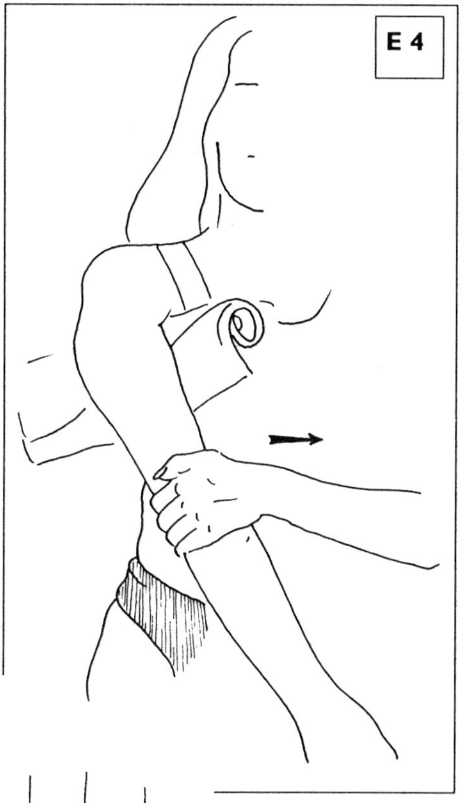

E 5

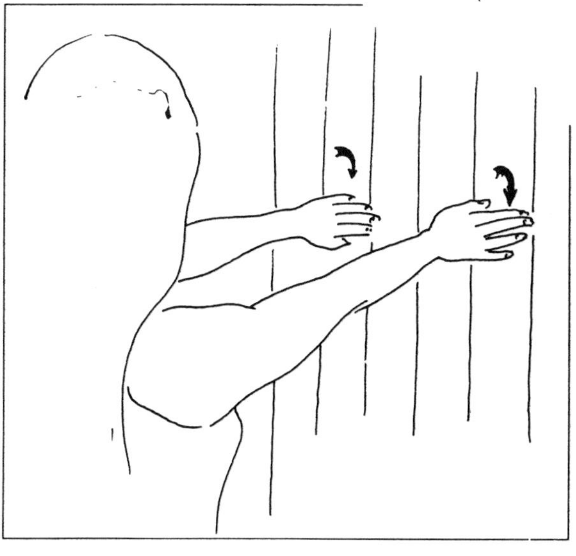

E) Debout, face à un mur, les deux mains paumes contre ce mur.

* Tournez les mains vers l'intérieur, puis l'extérieur en essayant de dessiner des cercles les plus complets possible (E 5).

11 DES POINTS QUI SOULAGENT

Afin de vous soulager rapidement des douleurs ressenties et pour compléter l'action des mouvements que vous venez de faire, utilisez vos doigts, ils peuvent vous rendre de grands services.

La digitopuncture ou acupressure vous évitera la prise d'antalgiques bien souvent inutiles et dangereux.

DOULEURS AU NIVEAU CERVICAL

A) Sur le côté externe du petit doigt. Un peu au-dessus de l'articulation (point P1 page 89).

B) Dans le pli du coude, légèrement à l'extérieur (point P2 page 92).

C) Sur le sommet du crâne sur une ligne joignant les oreilles (point P3 page 92).

D) En arrière du précédent point, dans une petite dépression (point P4 page 92).

E) Entre l'annulaire et l'auriculaire, sur le bord externe de l'auriculaire, juste sous l'articulation phalange/métacarpe (point P5 page 89).

F) En pliant le point, sur le bord externe de la main à l'endroit où se forme un pli (point P6 page 89).

DOULEURS AU NIVEAU DORSAL

A) Massez le point situé sur le dos de la main, juste dans l'angle séparant annulaire et auriculaire (point P1 page 89).

B) Sur le petit orteil, à l'angle externe de l'ongle (point P8 page 90).

C) Contre le bord externe du radius dans une petite dépression située trois doigts au-dessus du pli du poignet (point P9 page 89).

D) Massez les points paravertébraux de D1 à D7/D8. A peu près sur toute la hauteur des omoplates (point P10 page 93).

E) Massez sur le crâne le point (point P4 page 92).

DOULEURS AU NIVEAU LOMBAIRE

A) Massez le point situé au milieu du pli du genou (point P11 page 91).

B) Massez sur le crâne et le pied (point P4 page 92 et P8 page 90).

C) Point situé en arrière de la malléole externe ; juste avant le tendon d'Achille (point P12 page 90).

D) Sur le bord externe du premier trou sacré (point P13 page 93).

E) Sur une ligne réunissant les crêtes iliaques, massez les points situés de part et d'autre de la 4ème vertèbre(point P14 page 93).

DOULEURS DE L'ÉPAULE

A) Massez le point situé sous l'apophyse épineuse de l'omoplate au niveau de l'articulation avec l'humérus (point P15 page 93).

B) Contre le bord de l'omoplate au niveau de la 4ème dorsale. Vous pouvez légèrement soulever l'omoplate en repliant votre bras dans le dos (point P16 page 93).

C) Massez la fosse sous-épineuse de l'omoplate (point P17 page 93).

D) Sur une ligne joignant l'épaule au cou, à peu près au milieu, poncez énergiquement le trapèze (point P18 page 93).

DOULEURS DU COUDE

A) Au niveau de l'annulaire, bord externe, entre le 5ème métacarpien et l'os crochu (point P19 page 89).

B) Sur le pli du coude, bord externe, sur le tendon du biceps (pliez le coude) (point P20 page 92).

C) Sur le bord externe du pied, un point situé à l'articulation des cunéiformes et du métatarse (point P21 page 90).

DOULEURS DE LA MAIN

A) Sur le bord externe de la main, juste en avant du pli du poignet (point P22 page 89).

B) Sur la face palmaire de la main, dans le prolongement du pouce, côté interne sur la tête radiale (point P23 page 89).

DOULEURS DE LA HANCHE

A) Sur le grand trochanter, partie saillante et visible de la tête fémorale (point P24 page 91).

B) Massez sous le pli du genou le point (P11 page 91).

DOULEURS DU GENOU

A) Massez le point situé à trois doigts au-dessus de la rotule du genou, bord externe du fémur (point P25 page 91).

B) Point situé sur le bord interne du tibia, sous la rotule (P26 page 91).

C) Sur le pli du genou, bord interne (point P27 page 91).

D) Sur le pli du genou, bord externe (point P28 page 91).

DOULEURS DU PIED

A) Massez le point situé à trois doigts au-dessus de la malléole externe (point P29 page 90).

B) Point situé au pli de jonction du 2ème et 3ème orteil (P30 page 90).

CONTRE LA SCIATIQUE

A) A l'articulation de l'os iliaque et du sacrum au niveau du 3ème trou sacré (point P31 page 93).

B) Massez le point (point P13 page 93).

C) Au point de jonction des muscles jumeaux (point P32 page 91).

D) Massez les points (P11, P24 page 91 et P14 page 93).

E) Un large point à masse se trouve au milieu de la fesse (P33 page 93).

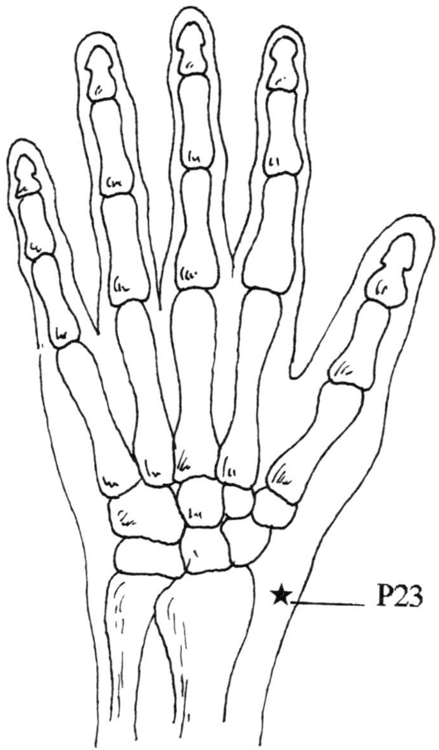

MAIN FACE PALMAIRE

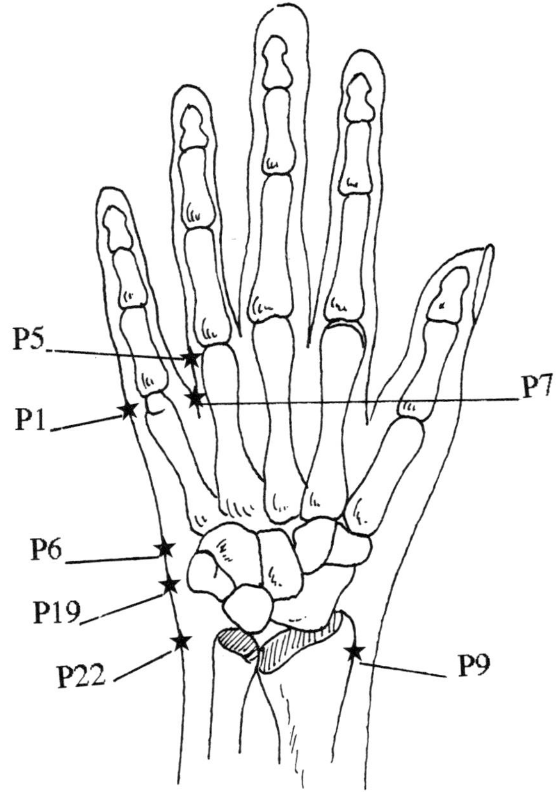

MAIN FACE DORSALE

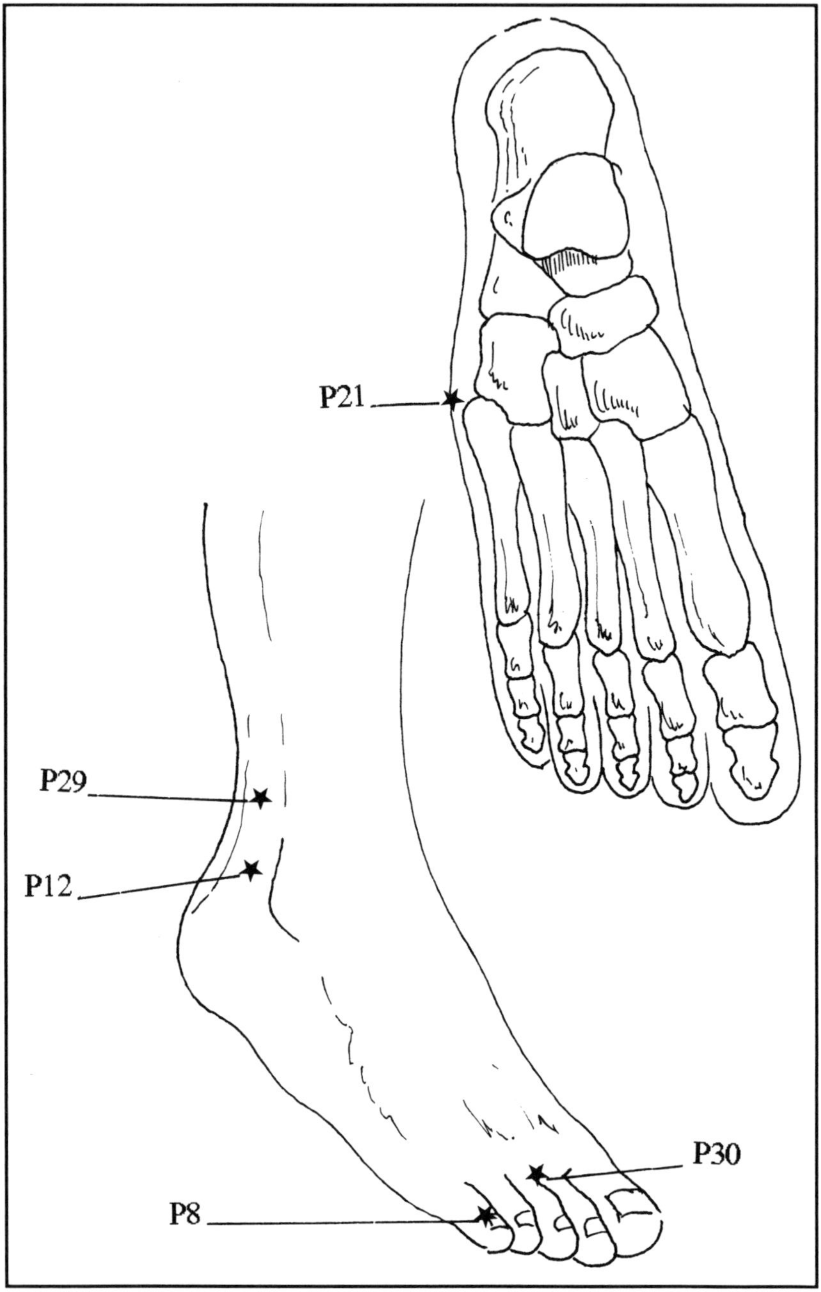
P21
P29
P12
P30
P8

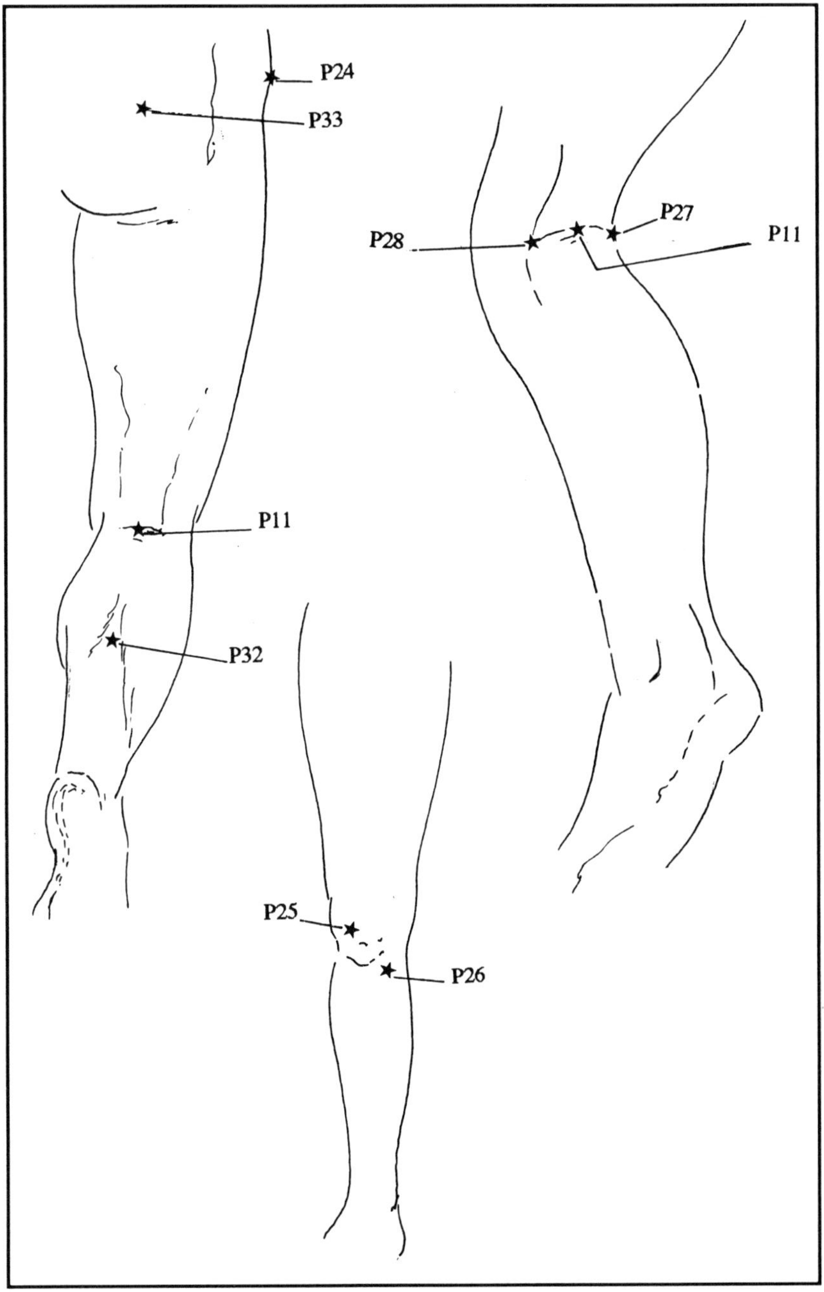
P24
P33
P11
P32
P28
P27
P11
P25
P26

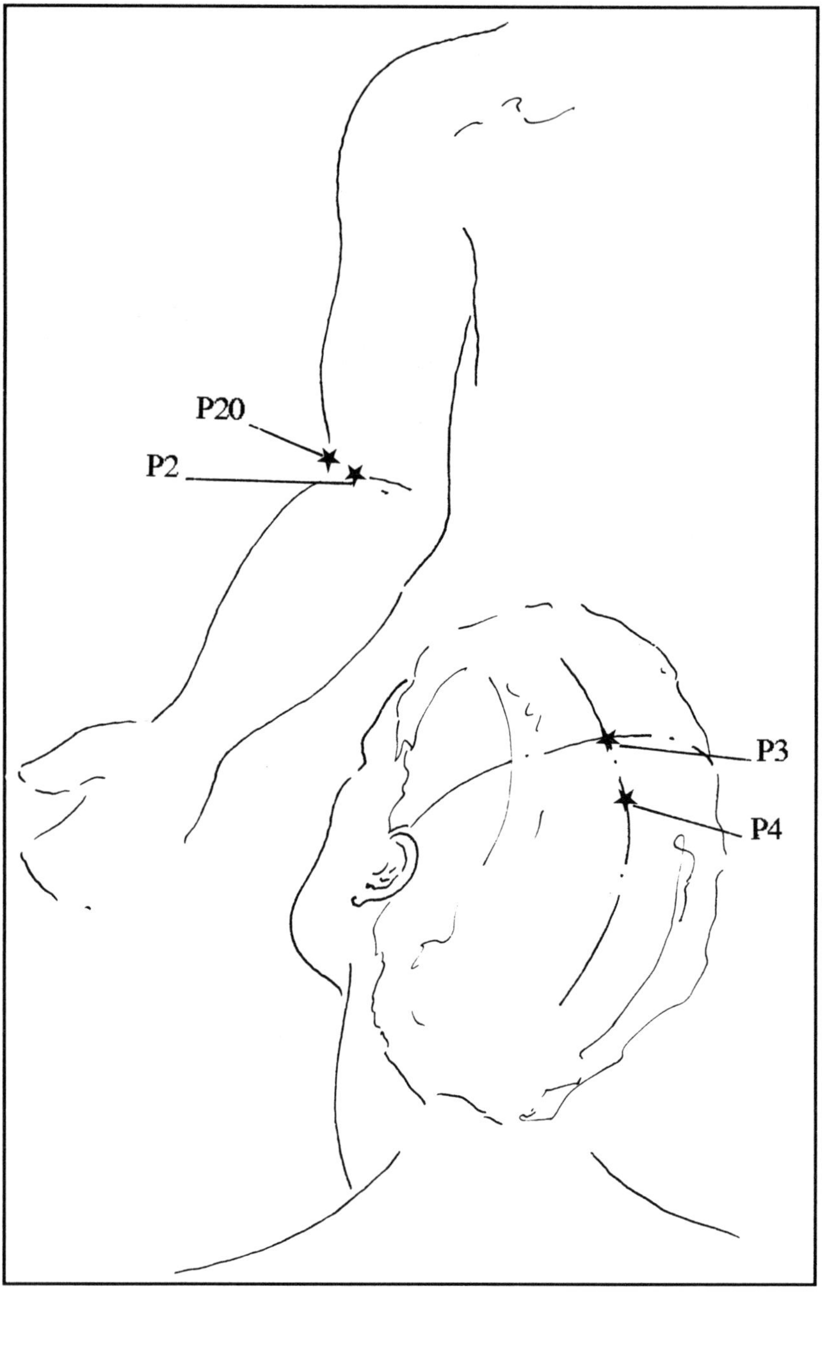
P20
P2
P3
P4

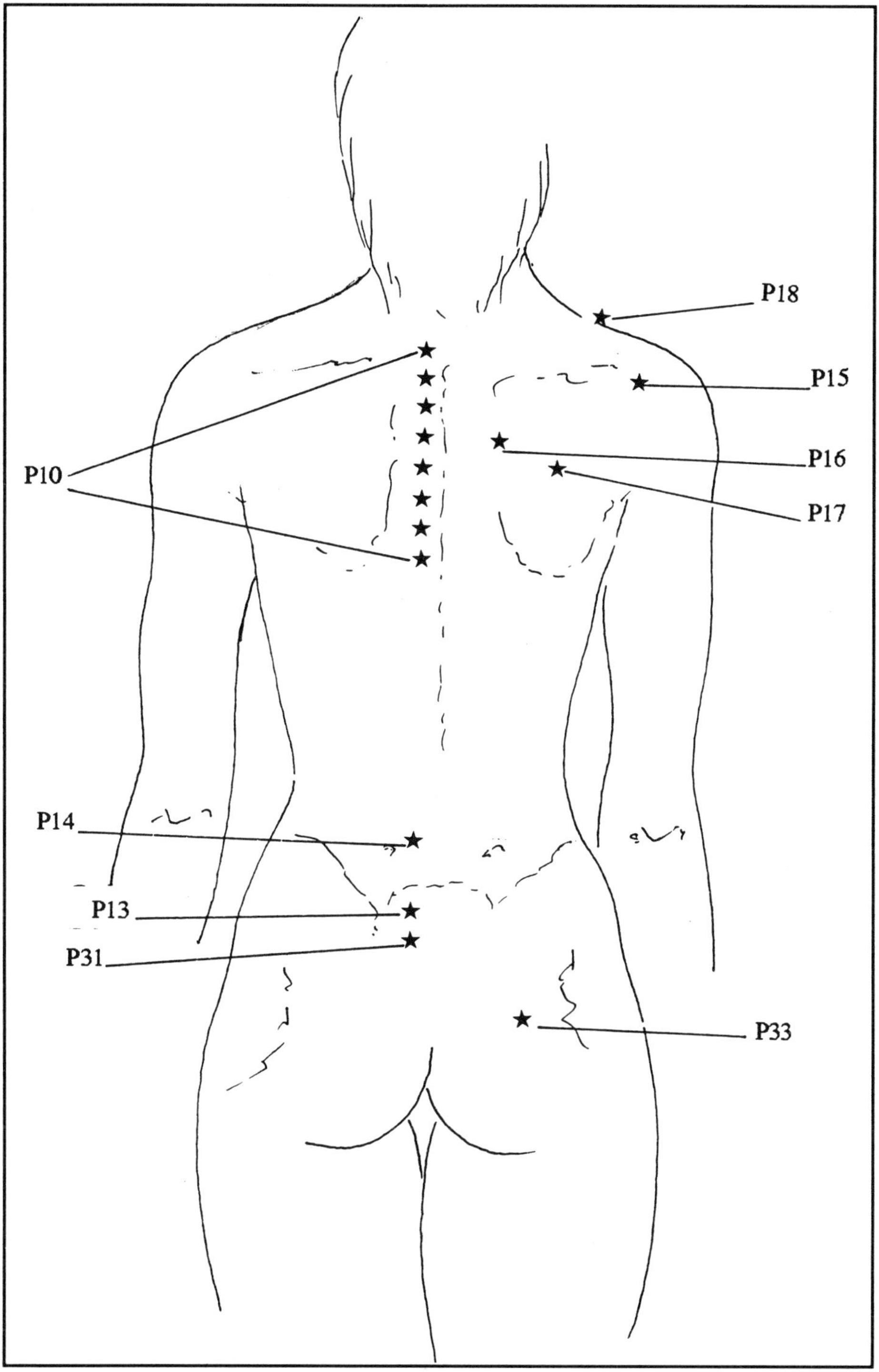
P18
P15
P10
P16
P17
P14
P13
P31
P33

DIX-HUIT CONSEILS POUR NE PLUS SOUFFRIR DU DOS

1) Au réveil, prenez votre temps, étirez-vous, faites de petites élongations dans la position de l'œuf, puis placez-vous en chien de fusil. Recressez-vous sur les coudes et enfin mettez vos pieds au sol.

---

2) Prenez une douche rapide alternativement chaude et froide. Devant le lavabo, évitez l'habituelle situation penchée. Achetez un tabouret de façon à poser un pied dessus. Le bas du dos sera ainsi soulagé.

---

3) Faites quelques mouvements d'élongation de façon à mobiliser cervicales, dorsales et lombaires.

---

4) Dès le matin, marchez dix à quinze minutes avant de vous mettre au volant de votre voiture.

---

5) Au cours de la journée, faites des pauses (surtout si vous avez une activité sédentaire), levez-vous, marchez, massez votre trapèze.

---

6) Evitez d'avoir le dos à la fenêtre ; l'air froid sur la région lombaire est déconseillé.

---

7) Choisissez un siège ferme et droit. Votre colonne doit toujours être bien verticale. Adoptez dès le début une bonne tenue vertébrale.

---

8) Aux repas, optez pour une alimentation plus végétarienne, riche en céréales complètes.

Evitez le sucre raffiné et en général, n'abusez pas du sucre, même roux. Evitez aussi de trop saler.

9) Ne portez pas de charges trop lourdes ou partagez-les en deux. Faites-vous aider.

10) Pour ramasser un objet, fléchissez les genoux pour vous baisser.

Pour passer l'aspirateur ou le balai, tenez-vous droit(e).

11) Ne vous mettez pas sur la pointe des pieds pour attraper un paquet haut placé, mais utilisez un tabouret ou un escabeau.

12) Si vous faites beaucoup de voiture, pensez à placer un coussin au niveau de votre cambrure lombaire.

13) Pratiquez un sport, danse, natation, jogging, marche, etc.

14) Le soir, faites une séance de relaxation soit dans un bain chaud soit allongé(e) sur un tapis, un coussin sous les genoux et un autre sous les lombaires.

15) Au besoin, massez les points décrits au chapitre 12 en fonction des douleurs que vous ressentez.

16) Les points douloureux peuvent être traités par la chaleur, notamment en cas de sciatique par utilisation de moxas ou plus simplement d'un sèche-cheveux.

17) Choisissez un matelas ferme.

18) Evitez de dormir sur le ventre.

Chez le même éditeur :

ENTRÉES GOURMANDES chaudes et froides

par Chantal Clergeaud

L'entrée est par définition alléchante. D'abord goûtée avec les yeux, sa simple vue est une promesse que sa dégustation doit tenir. Aussi pas d'erreur ! Choisissons bien la ou les entrées les plus aptes à déclencher joie et appétit dès leur arrivée sur la table. Tout peut être entrée, vous pouvez même composer tout un menu d'entrées ! Essayez des mélanges inédits, des saveurs sucrées-salées, des entrées de grand chef, des entrées d'autres pays qui, le temps d'un repas, vous emmèneront bien loin. Les possibilités sont inépuisables. Explorez-les sans plus tarder !
Un livre de recettes varié et plaisant, mais aussi de conseils pratiques (trucs, sauces, herbes...), des explications d'alimentation saine et des rubriques originales : en plus des entrées des quatre saisons, les entrées insolites, l'entrée des enfants, une entrée gastronomique, les entrées de nos provinces, les entrées d'autres pays, les vins d'accompagnement.

Découvrez et cuisinez LES PROTÉINES VÉGÉTALES

par Chantal Clergeaud

Aujourd'hui protéine rime avec viande et poisson au détriment d'aliments protéiques dont la valeur surpasse souvent celle de ces produits carnés. L'association céréales-légumineuses et l'usage de produits traditionnels encore peu connus (tofu, tempeh, seitan, algues...) constituent le pivot d'une alimentation équilibrée. Ce livre vous explique comment éviter les carences en protéines tout en allant vers plus de santé grâce à la consommation de protéines végétales. Vous y trouverez bien sûr aussi de savoureuses recettes.
Ce livre associe une information diététique sérieuse quoique concise et beaucoup de conseils pratiques. Côté recettes, de l'originalité avec des rubriques complémentaires telles que : recettes d'ailleurs, une recette insolite, des recettes de nos provinces, la recette des enfants, la recette raffinée, la recette d'un grand chef.

Catalogue complet sur simple demande.

Achevé d'imprimer d'après les documents fournis, en juin 1998
IMPRIMERIE LIENHART à Aubenas d'Ardèche
Dépôt légal : juin 1998. N° d'imprimeur : 9802